前立腺癌
診療マニュアル

訳／**勝岡洋治** *Katsuoka Yoji*
大阪医科大学名誉教授

Prostate Cancer
Eighth edition

Roger S Kirby
Professor of Urology, The Prostate Centre, London, UK

Manish I Patel
Associate Professor, University of Sydney,
Urological Cancer Surgeon, Westmead Hospital,
Sydney, Australia

訳者序文

　この度、Fast Facts シリーズの中で、「前立腺癌」を取り上げた。訳者にとって本シリーズの日本語訳は3冊目である（これまでに「前立腺特異抗原」と「前立腺肥大症」を医学図書出版株式会社より発刊している）。このシリーズは一般医家を主な対象に実地診療に道標となる案内書として出版されているので、基本的事項は親切丁寧な説明がされ、煩雑な内容は簡潔で明瞭にまとめられている。そして、版を重ねる度に内容がアップデートされている。初版にとどまり改訂の機会が皆無に等しいわが国の出版事情とは異なり羨ましい限りである。今回、翻訳の対象とした原書は改訂8版で内容は一新され、最新の知見が大規模無作為化臨床試験の結果と豊富な文献の渉猟に基づいて紹介されている。

　本書では、食事やライフスタイルと癌の進行と予防の関係、スクリーニング検査による早期発見の問題点、予後予測の手段と画像診断の応用、限局癌に対する積極的監視療法と組織内照射法、そしてロボット支援手術、間欠的ホルモン療法の適応、去勢抵抗性前立腺癌の新規治療など、今日的テーマが真正面から議論されている。加えて特筆すべきは、独立した章として設けられている「生存者の権利（サバイバーシップ）と合併症の管理」に関する記述であろう。患者本位で生活の質（QOL）を重視した全人的医療を求めている内容である。

　原書は普及版のためポケットサイズであるが、読み易さを重視して本書ではB5サイズとした。さらに、原書の特徴の1つである美しい色彩構成の図表は本書でも再現した。また、原書は手引／便覧として企画されているので、「診療マニュアル」の副題を加えた。

　本書が近年急増著しい前立腺癌の早期発見と治療方針の決定、そして患者への支援、看護と介護を行う上で指針となれば訳者として望外の喜びであり、多くの医療関係者が座右の書として活用されることを念願するばかりである。

2016年9月吉日

大阪医科大学名誉教授

勝　岡　洋　治

Fast Facts — Prostate Cancer, Eigth edition

Copyright © Roger S Kirby, Manish I Patel
2014 in this edition
Health Press Limited,
Elizabeth House, Queen Street, Abingdon,
Oxford OX14 3LN, UK

Fast Facts is a trademark of Health Press Limited.

Illustrated by Dee McLean, London, UK, and Annamaria Dutto, Withernsea, UK.

Japanese translation rights is arranged
with Health Press Limited, Abingdon, Oxfordshie, UK.

緒言	07
第Ⅰ章　疫学と病態生理	09
第Ⅱ章　食事、生活様式と化学的予防	21
第Ⅲ章　スクリーニングと早期発見	27
第Ⅳ章　予後判定因子とステージング	41
第Ⅴ章　限局性と高リスク疾患の管理	51
第Ⅵ章　初期治療後の再発を管理する	67
第Ⅶ章　転移性前立腺癌の管理	71
第Ⅷ章　去勢抵抗性前立腺癌の管理	83
第Ⅸ章　生存者の権利(サバイバーシップ)と治療合併症	97
参考資料（専門機関連絡先）一覧	106
索引	108
訳者あとがき	114

緒言

　私達全ての人間が情報の海に溺れかかっているにも関わらず、知識への渇望があるといわれている。この小さなハンドブックにおいて、私達は男性における最も一般的な癌についての最新の知識を要約した。前立腺癌は人間の健康と幸福における重要な被害となり続ける。前立腺癌と診断された多くの人達にとっては確かに良い状態にあるとはいえないが、最近の進歩は生命予後ばかりでなく生活の質についても明らかに改善がみられる。

　本書「Fast Facts：Prostate Cancer」の第8版は、全ての新しい発展の所産を科学的根拠に基づき説明すること、文中にそれらを記述することを目的とした。

　前立腺癌は普通にみられる。今日、前立腺癌になる人は8人に1人の頻度である。今年、英国において45,000人以上が診断され、これは米国における数字の10倍以上である。世界的にみて、これらの数字の100倍から1,000倍の多くの人がこの癌で毎年死亡していることになる。明るいニュースとしては、癌と診断された後に非常に多くの人達が長期間にわたって生存することだ。その原因としては管理面における最近の進歩である。もちろん、このことは重要な生存者の権利（サバイバーシップ）に関する事柄を提起しており、新たな章でこれらの点を取り上げている。

　その他に進歩した事実はこの新版でも取り上げた。例えば、前立腺癌の分子生物学的解析に焦点を合わせることが今日より必須になってきている。むしろ乳癌におけるエストロゲン受容体のようにアンドロゲン受容体が前立腺癌の病因の中心である。腫瘍細胞の分化を促進する受容体の変異が去勢抵抗性前立腺癌の進展の根底にあることは明白である。

　前立腺特異抗原（PSA）によるスクリーニングの有用性についての論争がいまだに渦巻いている。PSAは人口単位のスクリーニングにとって不十分であるが確固としたものである一方、一定期間の間に連続的に行うPSA測定の結果、加えて3テスラマルチパラメトリックMRIの所見はある環境では疑いなく生存を可能にしている。最良の診断マーカーが化学的予防上の新しい情報と同様に、いまや地平線上の視界にある。

　遺伝子マーカーは治療を必要とする人達を同定するために、また積極的監視プログラムにおいて単に観察できる人達を区別する見込みのある臨床的手段として登場してきた。

　これらの遺伝子マーカーはその内に、予後予測手段として近年行われているPSAテ

ストやグリソンスコアシステムが称賛に値しても、おそらくそれらに取って代わるかもしれない。

　臨床的限局癌の治療は相変わらず論争を呼んでいる。いわゆる低リスク癌の人達のほぼ3分の2は決して治療を必要とせず、PSA、MRI、随時行う再生検で安全に経過観察が可能であることの証拠が蓄積されている。

　高リスクで、しかもいまだ限局している癌の患者に対して、手術療法と放射線療法それぞれのメリットについて論議が行われている。私達はこれまでロボット支援手術についての情報と低線量の密封小線源療法とサイバーナイフのような新規の放射線療法の方法を含むための治療の章を刷新した。CHAARTED試験とSTAMPEDE試験からの最新データは転移性前立腺癌患者に対してアンドロゲン遮断療法初期にドセタキセルによる化学療法が有意に生存率を改善する結果となることを確認している。

　去勢抵抗性前立腺癌に対処する新しくてより有効な方法が登場している。ドセタキセルまたはカバジタキセルのどちらかによるタキサン系を用いた先行化学療法が生存期間の延長と生活の質を改善することが示されている。アビラテロンは化学療法の前か後に使われた時に効果的であることが証明されている。すばらしい結果により支持されているもう1つの物質であるエンザルタミドは同様の使い方が認められている。私達はこれらの治療を患者のためにいかにして適応させるかを注目している。

　私達はこの本を通して、前立腺癌患者に支援と介護を提供している一般医、看護師、そして同業の立場にある健康介護の専門家を含む全ての医療人の知識の向上を目指して有益な貢献ができることを望んでいる。私達の究極の目的は、この最も頻度の高い疾患になると運命づけられ、診断され、治療されている非常に多くの患者の介護と生存者の権利（サバイバーシップ）を改善することである。

第 I 章 疫学と病態生理

　最も発達した国や発展途上国においても前立腺癌は中高年の男性に発生する最も一般的な悪性腫瘍であり、男性における癌死の原因として肺癌についで2番目である。西洋諸国において顕微鏡的前立腺癌に発展する生涯リスクは30％と推定されている。剖検例で、80歳の男性で顕微鏡的前立腺癌の頻度はおよそ80％である。しかしながら、これらの癌の多くは発育が緩徐なので臨床的に発見できる癌に発展するリスクは約8％である。実際、前立腺癌で死亡する生涯リスクはおよそ3％である。

　臨床的に重要な癌は世界的に着実に増加しているが、少なくとも米国では発生頻度は現在プラトー（平坦）になってきていることをデータは示している（図1.1）。しかし、前立腺癌は主として50歳以上の男性を冒す疾患であるので、年齢人口に対しての世界的傾向は前立腺癌と診断された多くの患者が次の20年以上にわたり実質的に増加すると予測されることを意味する。欧州における前立腺癌による死亡は1993年にピークにまで上昇し、その後プラトーに達し、そして現在減少が始まっている。米国における死亡率は、最近同様の傾向を示しており、また下降に転じている（図1.1参照）。最近では下降率が有意に加速しており、いまや英国における下降率の4倍の速度である。ライフスタイルの変化のようないくつかの要素や最良の治療結果も貢献していると思われるが、前立腺癌を早期にみつけるために北アメリカで行われた努力が結果として下降に繋がっている。

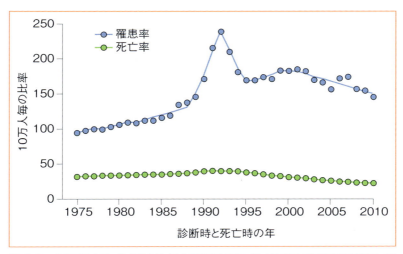

図1.1　1975年から2010年までの米国における前立腺癌の罹患率と死亡率。罹患率の一過性の上昇は前立腺癌特異抗原（PSA）スクリーニングの導入に関係している。データは米国国立癌研究所（NCI）SEER*より引用。
*US National Cancer Institute Surveillance Epidemiology and End Results（SEER：http://seer.cancer.gov/data）

リスク因子

前立腺癌の高い発生頻度にも関わらず、根底にある病因については分かっていることは比較的少ない。しかしながら、数多くのリスク因子が確立されている（表1.1）。

年齢は前立腺癌の発展に影響を与える最も大きな要因である。臨床的前立腺癌は50歳以下の男性では稀で、60歳を超えると目立って増えてくる（図1.1）。

人種。臨床的前立腺癌の頻度においては明らかな地理学的、人種的多様性がある（図1.2）。北アメリカと欧州においてリスクは最も高く、極東では最も低い。米国では、このリスクは白人より黒人においてより高く、そして黒人男性は早期に攻撃的疾患に発展するようになる。中国人と日本人は前立腺癌の頻度は最低を示しているが、現在両国で広がってきている。しかし、潜在性で臨床的に重要でない疾患の頻度は調査された全人口において同様である。移住試験において、低リスクから高リスク地域に移住した人達における前立腺癌の発生頻度は2つの世代

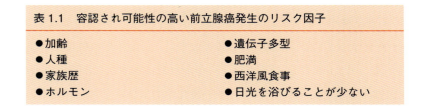

表1.1　容認され可能性の高い前立腺癌発生のリスク因子

- 加齢
- 人種
- 家族歴
- ホルモン
- 遺伝子多型
- 肥満
- 西洋風食事
- 日光を浴びることが少ない

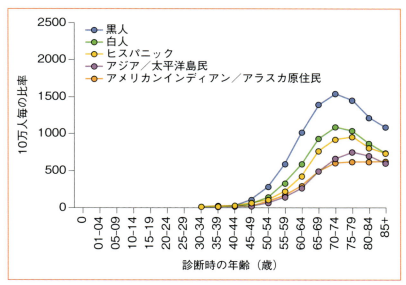

図1.2　1992年から2010年までの米国における人種別にみた前立腺癌の年齢別頻度（蓄積されたデータ）。データは米国国立癌研究所（NCI）SEER*より引用。

*US National Cancer Institute Surveillance Epidemiology and End Results（SEER：http://seer.cancer.gov/data）

間の限られた人口で増えている。この事実は、食事や栄養のような環境の影響が前立腺癌の発生と組織学的癌が臨床的に検出できる癌に進行する上で重大な影響を及ぼしている。

家族歴／遺伝的リスク。疫学的な調査によると、前立腺癌のリスクにとって遺伝的背景は総じてあまり大きな影響を与えることはない。これは早期に発生する疾患では遺伝的背景がより大きな要因となるのとは対照的である。しかしながら、前立腺癌発生の高リスクを引き起こす遺伝子が存在することは、膨大な数の各種調査で示唆されており、ある人の家族の中に前立腺癌患者がいることは当疾患発生の強力なリスク要因である。

ある人が前立腺癌を発生するリスクは、もしその人の1親等にあたる親族が前立腺癌であればそうでない人のおよそ2.5倍と考えられる。家族歴に基づく前立腺癌発生の相対的リスクを表1.2に示した。

連鎖解析の手法で、前立腺癌の高リスク群となる遺伝形質を解析すると、前立腺癌の高リスク遺伝子の座（染色体上で遺伝子／DNAの占める位置）が多数同定された。しかし、これらの中には散発性前立腺癌発生のバックグラウンドが高いため、同定された前立腺高リスク遺伝子の統計学的解析は極めて困難である。少ない例数の家系の中では前立腺癌と関連している遺伝子座は実に多く、現時点では、前立腺癌の高リスクの指標となる単一の遺伝子マーカーは発見されていない。遺伝子多型（nucleotide polymorphisms）を複数個組み合わせることにより、前立腺癌高リスク遺伝子マーカーを探求する試みは、実用化までにはまだ多くの課題を乗り越えなければならないのが現状である。前立腺癌の遺伝的側面については、米国国立癌研究所（NCI）のウェブページが定期的に更新されており、この進歩の速い分野で現在何が解明されているかを知ることができる（www.cancer.gov/cancertopics/pdq/genetics/prostate）。

乳癌の感受性遺伝子 *BRCA* 遺伝子上の変異は前立腺癌患者には稀にしかみられないが、こ

表1.2 疾患の家族歴に関連して前立腺癌発症のリスク

家族歴	相対的リスク（95% CI）
どの年齢でも診断された2つの1親等以上	4.39（2.61、7.39）
どの年齢でも診断された兄弟	3.14（2.37、4.15）
65歳未満で診断された1親等	2.87（2.21、3.74）
どの年齢でも診断された2親等	2.52（0.99、6.46）
どの年齢でも診断された1親等	2.48（2.25、2.74）
どの年齢でも診断された父親	2.35（2.02、2.72）
65歳以上で診断された1親等	1.92（1.49、2.47）

CI：信頼区間
Kicinski Mら、2011より改変。

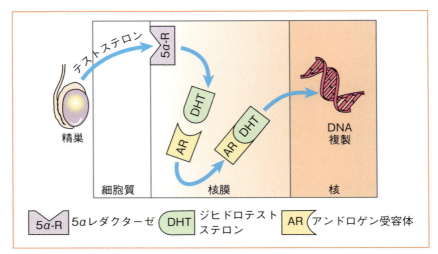

図1.3 テストステロン、それは5αレダクタテーゼによりDHTに変換され、前立腺細胞機能を支持し、細胞分裂を促進する。

の変異をもつ前立腺癌患者はグリソンスコア高値、PSA高値であり、癌のステージと悪性度をみると前立腺癌がより進行していることの指標となる。さらに、*BRCA*遺伝子変異のない前立腺癌患者に比べて、*BRCA*遺伝子変異をもつ前立腺癌患者の全生存率および前立腺癌特異的生存率は低く、生命予後は良くない。そのため、前立腺癌患者の*BRCA*遺伝子に変異があるかないかを調べることは予後を判定する上で有用なことである。

ホルモン。テストステロンとより活性化された代謝物であるジヒドロテストステロン（DHT）は正常な前立腺の増殖にとって必須である。そして、前立腺癌の発生における役割を担っている（図1.3）。思春期前に稀に去勢された男性あるいは5αレダクターゼ（酵素でタイプIとIIのアイソフォームが存在し、テストステロンをDHTに変換させる）の欠損した男性には決して前立腺癌は起こらない。フィナステリドとデュタステリドを用いたタイプII 5αレダクターゼ阻害剤の試験では前立腺癌の発生はおよそ25％まで低下させることができたことを示めしており、DHTが鍵となる役割を果たしていること示唆している。しかし、前立腺癌の頻度は年齢により増加し、一方血清テストステロンレベルは減少する。加えて、進行性前立腺癌と診断された患者は前立腺癌でない同じ年齢の人達よりもしばしばテストステロンの平均値は低い。

肥満。体格指数（BMI*）と前立腺癌の関係を示唆する点は未解決である。古い時期の試験は肥満男性は前立腺癌の発生リスクが増すことを示している。一方、より最近の試験では肥満男性は前立腺癌発見のレベルは真に低くなっている。これはPSAレベルとアンドロゲンが肥満男性で低いことによるかもしれない。実はPSA時代に僅かの肥満男性が生検を受け、前立腺癌と診断されたことにも関係する。しかし、肥満男性において前立腺癌死亡の明らかな増加がある。肥満が前立腺癌で死亡する機会を増す機序は不明である。それは前癌発生経路におけ

るインスリン様成長因子（IGF）の活性化を通してかもしれない。

*BMI：Body Mass Index

西洋食は動物性脂肪、蛋白、肉、加工された炭水化物を多く含み、植物性食品は少ない。食事性脂肪、飽和脂肪、肉食と前立腺癌発生の間の関係が多くの調査研究で支持されている。また、αリノール酸、オメガ3ポリ不飽和脂肪酸は前立腺癌のリスクと進行性前立腺癌へ発展するリスクを増す証拠がある。これは酸化ストレスと続いて起こるDNAの損傷の結果、あるいは肥満の増大によるかもしれない。海産物からのオメガ3脂肪酸は前立腺癌発生のリスクを減少させる。

日光浴とビタミンD。前立腺癌で死亡するリスクは地理学的に紫外線暴露に関係している。前立腺癌患者は非癌患者よりビタミンDレベルは低い。ビタミンDレベルは食事摂取し、紫外線により皮膚での変換により決まる。ビタミンDレベルが前立腺癌を予防する機序は不明である。カルチトリオール（ビタミンD）は進行性前立腺癌を治療するために使われてきたが、有効性の根拠は乏しい。

組織像

ほとんどの前立腺癌は辺縁域に発生する腺癌である（70％以上）（図1.4）。およそ5〜15％は中心域に発生し、残りは前立腺肥大症（BPH）に発展する移行域に発生する。

潜在性前立腺癌の顕微鏡的病巣は通常の剖検所見で人生の相当早い時期に発生する。50歳を超える約30％の人達が潜在性疾患となる証拠がある。これらの顕微鏡的腫瘍の大変緩徐な成長率のため、多くは決して臨床疾患に進行しない。しかし、あるサイズを超えるとこれらの病変はクローン選択により進行性に脱分化し、浸潤性が増加してくる。$0.5cm^3$以上の容積を有する腫瘍、あるいは高分化を除いた一切の腫瘍は一般的に臨床的に重要であるとみなされる。

グリソンシステム*は前立腺癌の悪性度（グレード）を評価するために広く使われているシステムである（図1.5）。それは浸潤性を増す程度を5段階で認識するものである。

- グレード1　腫瘍は核異型が僅かで小型で均一の腺で構成されている
- グレード2　腫瘍は腺構造により分離された中間サイズの腺房で、より密に配列されている
- グレード3　最も一般的な所見で、腫瘍は腺性サイズと構造に顕著な変化を示し、腺管と近接組織に全般的浸潤を示す
- グレード4　腫瘍は広範な浸潤を伴う顕著な細胞異型を示す
- グレード5　腫瘍は未分化癌細胞のシート状配列によって性格づけられる

前立腺癌はしばしば不均一であるので、2つの最も広く占めるグレードを合わせてグリソンスコア（GS**）を表現する（例：3＋4）。このスコア（あるいは合計〈サム〉）は有益な予後情報を示す。4以上のグリソンスコアは急激に進行する疾患のリスクと関連し、転移の可能

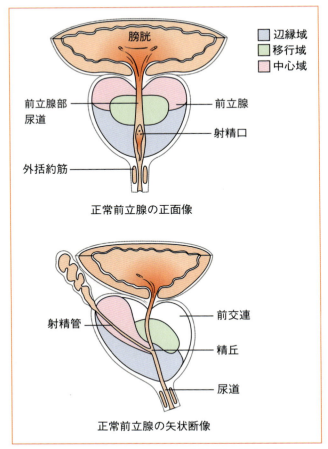

図1.4 前立腺癌のおよそ70%が辺縁域に発生する。

＊グリソンシステム：グリソン分類は、1966年にDonald Gleasonによって考案された前立腺癌の悪性度評価法であり、これまでに度々改訂されており、2005年に国際泌尿器病理学会 (International Society of Urological Pathology：ISUP) により改訂され現在に至っている。直近では、新しいグレード分類が提唱され、2014年11月に開催されたISUPのコンセンサス会議において承認された。将来的には新分類で表示されることになると思われる。

＊＊GS：Gleason Score

性が増し、生存率の低下となる（表1.3）。積極的監視と経過観察（両者選択の定義は後に記載されるように論文の中で明らかでない）で管理されたメタ解析では、転移に発展する最新の頻度はグリソンスコア5と7の間の患者において5.4%で、7以上のスコアでは13.5%であったのに比べ4以下では2.1%であった。根治的前立腺摘出術後の再発の機会は生検組織でグリソンスコア4と5の癌の占める割合に直接的に反映していることが示されている。度々、摘出標本において2つ以上のグレード、少なくとも第3のグレードとして知られる所見が観察される。第3グレードが高いスコア（4あるいは5）であると、例え第1と第2グレードが低くても進行癌になるリスクはより高い。

　限局性前立腺癌767名の試験では、グリソンスコアと前立腺癌で死亡するリスクは統計学的に高い相関性が認められている。2〜4のスコアの患者は診断されてから15年以内に死亡する頻度は4〜7%である。対照的に、8〜10のスコアの患者では前立腺癌で死亡する率は60〜87%である。

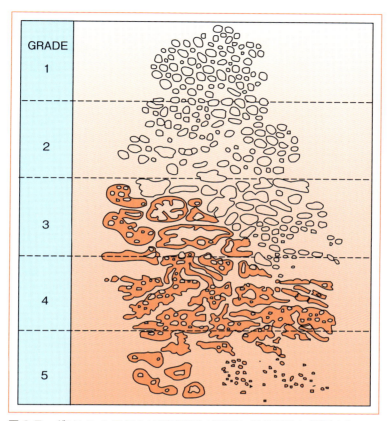

図 1.5　グリソンシステムは腫瘍細胞が明確に腺管構造に配列されているかの程度に基づいて分類されている。グレード 1 腫瘍はほぼ正常な腺を形成する。グレードが上がるにつれ進行性にその構造を失う。グレード 5 までは腫瘍は未分化の癌細胞のシート状配列で特徴づけられる。個々の患者で、腺管の分化が進行性に失って予後不良となる。前立腺癌はしばしば組織学的形態において異質性があるので、グリソンスコア（またはサム）は 2 つの優勢な病変のグレードを合計して算出される。
Urologic Pathology：The Prostate＊, 1977 より改訂。
＊Gleason DF. The Veterans' Administration Cooperative Urologic Research Group：Histologic grading and clinical staging of prostatic carcinoma. In：Tannenbaum M, ed. Urologic Pathology：The Prostate. Philadelphia：Lea and Febiger, 1977：171-98.

表 1.3　グリソンスコア＊

グリソンスコア	組織学的特徴	局所再発の 10 年予想（%）
2〜6	高分化型	25
7	中分化型	50
8〜10	低分化型	75

＊グリソンスコアは 2 つの最も優勢なグレードの合計である。

疾患進展のパターン

前立腺癌は腫瘍―リンパ節―転移（TNM）システムの疾患進展により分類される（表1.4）。腫瘍の病期（ステージ）（T1–T4）は腫瘍の病理学的進展を表記するものである。

- T1は経尿道的前立腺切除術後に腫瘍が偶然に発見される状態を示す、あるいはより一般的であるがＰＳＡテストよって発見され、それらは触診や超音波検査では発見されない
- T2は触診できるがいまだ前立腺にとどまっている
- T3は前立腺被膜を超え周囲脂肪織や精囊まで広がっている
- T4は進行癌で、腫瘍が隣接する臓器まで浸潤している（図1.6）

表1.4　前立腺癌のTNM分類（2010）

原発性腫瘍
Tx　原発腫瘍の評価が不可能
T0　原発腫瘍を認めない
T1　触知不能または画像診断で視認不能な臨床的に明らかでない腫瘍
　　T1a　偶然発見された腫瘍で切除組織の5%以下に癌組織を認めるもの
　　T1b　偶然発見された腫瘍で切除組織の5%超に癌組織を認めるもの
　　T1c　針生検（例：PSA上昇のため）で発見された腫瘍
T2　前立腺内に限局した腫瘍*
　　T2a　腫瘍を片葉の50%以下に認める
　　T2b　腫瘍を片葉の50%超に認め、ただし、両葉に及ばない
　　T2c　腫瘍を両葉に認める
T3　前立腺被膜を超えて浸潤する腫瘍**
　　T3a　被膜外浸潤（片側または両葉）
　　T3b　精囊に浸潤
T4　腫瘍が精囊以外の隣接臓器：膀胱頸部、外括約筋、直腸、骨盤挙筋群そして骨盤壁に固着あるいは浸潤する

所属リンパ節

Nx　評価が不可能

N0　転移なし

N1　転移あり

遠隔転移***

Mx　評価が不可能

M0　転移なし

M1　転移あり
　　M1a　非所属リンパ節
　　M1b　骨
　　M1c　他の部位

*針生検で片葉または両葉に発見された腫瘍であるが、触知不能または画像診断で視認不能な場合は、T1cとして分類される。
**前立腺尖部または前立腺被膜内（ただし、被膜を超えない）に浸潤したものはT3としてではなくT2に分類される。
***転移箇所が1つ以上の場合、ほとんど進行した範疇（カテゴリー）として扱われる。
TNM：tumor-nodes-metastasis、原発腫瘍―所属リンパ節―遠隔転移

リンパ節のステージ（N0-N1）と転移のステージ（M0-M1c）は疾患の臨床的進行を反映する。転移巣はリンパ節（N1）と骨（M1）が最も一般的である。肺と他の軟部が含まれることは一般的ではない。

今日、患者の生涯を通して潜在性のままである腫瘍と明らかに臨床疾患に進展する腫瘍の区別は可能ではない。TURP後に診断された潜在癌の試験は、腫瘍が進行するまでの中間値はT1a（容積が小さく、高分化）腫瘍の13.5年に比較して、T1b（容積が大きく、中分化あるいは低分化）は4.75年であることを示している（図1.7）。このように、T1a腫瘍の高齢者では積極的監視のみで管理されるのがより適切である。一方、T1a疾患の若年男性では、インフォームドコンセント（IC）を行い、より積極的で治癒可能な治療を考慮すべきである。

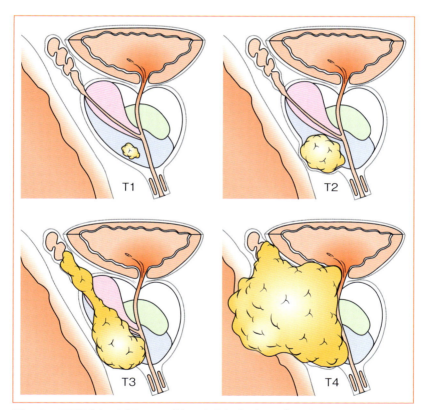

図1.6　原発腫瘍─所属リンパ節─遠隔転移（TNM）分類は局所的腫瘍増殖の4つの段階を認めている。T1（偶発的）、T2（前立腺に限局する）、T3（前立腺被膜を越えて進展）、そしてT4（隣接器官に浸潤）。

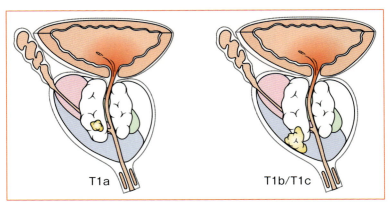

図 1.7　前立腺の偶発癌は前立腺の経尿道的切除で診断される予測されない癌である。T1a癌は切除された組織の5%以下を含む小さくて、高分化型病変である。T1b癌は切除切片の5%超えを含む大きくて低い高分化型。PSAテストで発見されるT1c癌は通常体積で0.5cm³以上であり、中等度の高分化型である。

●キーポイント—疫学と病態生理●

- 前立腺癌は間もなく男性における癌死の最も一般的な原因となる。
- 年齢は最大のリスク因子であるが、人種、家族歴、西洋式の食事と肥満がまた影響する。
- ほとんどの前立腺癌は腺の辺縁域より発生する腺癌である。
- 前立腺癌は予後的重要性をもつグリソンシステムに準拠して悪性度が分類される。

◆主要文献◆

Albertsen PC, Hanley JA, Fine J. 20-year outcomes following conservative management of clinically localized prostate cancer. *JAMA* 2005；293：2095–101.

Andriole GL, Bostwick DG, Brawley OW et al. Effect of dutasteride on the risk of prostate cancer. *N Engl J Med* 2010；362：1192–202.

Calle EE, Rodriguez C, Walker-Thurmond K, Thun MJ. Overweight, obesity, and mortality from cancer in a prospectively studied cohort of U.S. adults. *N Engl J Med* 2003；348：1625–38.

Chen C. Risk of prostate cancer in relation to polymorphisms of metabolic genes. *Epidemiol Rev* 2001；23：30–5.

Giovannucci E, Liu Y, Platz EA et al. Risk factors for prostate cancer incidence and progression in the health professionals follow-up study. *Int J Cancer* 2007；121：1571–8.

Kiciński M, Vangronsveld J, Nawrot TS. An epidemiological reappraisal of the familial aggregation of prostate cancer：a meta-analysis. *PLoS One* 2011；6：e27130.

Langeberg WJ, Isaacs WB, Stanford JL. Genetic etiology of hereditary prostate cancer. *Front Biosci* 2007；12：4101–10.

Leitzmann MF, Stampfer MJ, Michaud DS et al. Dietary intake of n-3 and n-6 fatty acids and the risk of prostate cancer. *Am J Clin Nutr* 2004 ; 80 : 204-16.

Mitra AV, Bancroft EK, Barbachano Y et al. Targeted prostate cancer screening in men with mutations in *BRCA1* and *BRCA2* detects aggressive prostate cancer : preliminary analysis of the results of the IMPACT study. *BJU Int* 2011 ; 107 : 28-39.

Moyad MA. Lifestyle/dietary supplement partial androgen suppression and/or estrogen manipulation. A novel PSA reducer and preventive/treatment option for prostate cancer? *Urol Clin North Am* 2002 ; 29 : 115-24.

Thompson IM, Goodman PJ, Tangen CM et al. The influence of finasteride on the development of prostate cancer. *N Engl J Med* 2003 ; 349 : 215-24.

Zheng SL, Sun J, Wiklund F et al. Cumulative association of five genetic variants with prostate cancer. *N Engl J Med* 2008 ; 358 : 910-19.

第Ⅱ章 食事、生活様式と化学的予防

前立腺癌発生に与える影響

食事と生活様式は前立腺癌の発生に明らかに関連している。第Ⅰ章において、ホルモンの影響、肥満、西洋風の食事が前立腺癌発症のリスクとして議論された。大規模試験が前立腺癌の頻度を減らすために、さまざまな食品やサプリメントの使用、薬物療法による効果が評価されてきた。表2.1は食事療法による最近の結果証明を示す。

無作為化臨床試験はセレンとビタミンEの予防的効果を指摘しているが、それぞれ単独あるいは併用で前立腺癌発症を低下させることができるかどうかをみるために企画された大規模な化学的予防試験（セレンとビタミンEによる癌予防試験「SELECT*」）は、残念なことに陰性結果のため途中で終了した。集団的試験では、リコペンとイソフラボン―トマトと豆類にそれぞれ含まれている―が前立腺癌の頻度を低下させる可能性が高いことを示している。他の食品のための根拠は乏しい。

*SELECT：Selenium and VitaminE Cancer Prevention Trial

薬物による化学的予防。5αレダクターゼ阻害薬であるフィナステリドは、性機能への副作用という犠牲を払ったけれども7年間の観察でプラセボ群に比べて前立腺癌の発生頻度を24.8%まで減少することを示した。この結果は、フィナステリド群の中の少数の癌はプラセボ群中の癌よりもより進行性の性質を有する傾向があることを示す観察所見である。この事実の解釈はいまだ論争中であるが、積極的治療群の中でフィナステリドの縮小効果による小さくなった前立腺を生検した人工的な影響ではないかと説明できるかもしれない。最近の報告は18年間の追跡後プラセボとフィナステリドで治療された患者との間に全生存率、前立腺癌と診断された後の生存に差がないことを確認している。

他の5αレダクターゼ阻害薬であるデュタステリドの前立腺癌発生への影響をREDUCE試験*で評価している。デュタステリドは前立腺癌発生を23%抑えた結果となり、主に高分化癌で抑制された。一方、グリソンスコア7または8～10の低分化癌では僅かである―統計学的に有意差はない―が上昇した。治験参加者のなかには前立腺肥大から生じる症状が効果的に治療された。

注意すべき重要なことは、これらの化合物が化学的予防効果については公的機関により承認されていない点である。

最近、スタチンがある化学的予防の性質をもつことが報告されている。このための根拠は弱いが可能性に興味をそそる。

*REDUCE試験：Reduction by Dutasteride of Prostate Cancer Events

表 2.1　前立腺癌の罹患率を減少するための食事療法の影響

成分	素材	示唆された最大効果
カルシウム	・ダイエットサプリメント ・乳製品	・ある試験で、70％までリスクが増加したと報告された
魚の脂	・脂のある魚	・対立するデータ：最近のSELECT試験はオメガ3脂肪酸の高い血中レベルの患者では43％リスクが増加することを示唆した
リコペン	・トマト ・スイカ ・グレープフルーツ（ピンク） ・グアバ	・15〜20％減少、トマト製品2個／週以上摂取で25％まで上昇する
飽和脂肪	・飽和脂肪 （赤みの肉と乳製品を含む）	・10〜30％増加する
セレニウム	・穀類 ・魚 ・肉 ・家禽 ・乳製品	・ある試験では、毎日200μg摂取で約50％減少する ・過剰摂取は有毒である
大豆／イソフラボノイド	・大豆製品	・毎日豆乳を1個以上摂取した場合、70％まで減少できる
ビタミンD	・サプリメント ・日光	・確証なし
ビタミンE	・サプリメント	・毎日50mg摂取すると約30％減少する
亜鉛	・ダイエット用サプリメント	・確証なし、ただし、サプリメントがリスクを増大させる懸念がある

進行への影響

　不幸にして、前立腺癌の進行における食事と生活様式の変化の影響を調査した臨床試験は非常に少ない。表2.2は最近報告された一連の根拠（エビデンス）の大要を示している。これに加えて、数多くの化合物―それらの多くは植物―は研究室で実験され、可能性を約束している。これらのなかには緑茶、他のポリフェノール、赤ワインからのレスベラトロール、ビタミンD、エピロビウム、そしてノコギリヤシなどが含まれる。

根拠の強さ	コメント
中等度	・試験結果に対立するが、多くはまたリスクの増大を示していない
中等度	・SELECT試験は参加者のダイエットやサプリメントの使用を評価していない。他の試験は海産物からのオメガ-3脂肪酸は予防的役割を果たすことを示唆している。現時点では明確な結論は出せない
中等度	・料理された、あるいは加工されたトマト食品（例：トマトソース）で最良の効果が得られる
劣っている	・総脂肪、飽和脂肪、肉とリノール酸の関連が報告された
中等度	・特に低いPSAレベルと低い血清セレニウムレベルの人に効果を示す根拠があるが、大規模無作為化対照試験の結果は失望させるものであった
中等度	・強い根拠はないが、低いレベルで一致して効果を支持している
劣っている	・効果を支持する確かな根拠がない
中等度	・効果を示唆するものがあるが、大規模無作為化対照試験の結果は期待はずれであった
劣っている	・疫学的と実験的データは対立している

根拠の強さ：中等度、単一肢試験に基づいた根拠；劣っている、裏付けに乏しい根拠

　前立腺癌の人達もそうでない人達も最大の死因は心血管系疾患であることを記憶しておかなければならない。前立腺癌患者の死亡を減少するためには、心臓にとって健康な行為がなされるべきである。それには高脂肪を改善し、肥満を減らし、運動を増やすことである。これらの方法は心血管系の原因からの死亡を減少させるばかりでなく、健康的な食事と規則的で精力的な運動がいろいろなタイプの癌に対しても個人を守る助けになる。

表2.2　前立腺癌進展に与える食事とライフスタイルの影響

要因と効果	コメント
運動 明確な根拠はないが、利益があると示唆される	活動指標（PI）は臨床試験において独立した予後因子である
低脂肪食 癌発育に縮小効果の可能性がある	動物と人間のバイオマーカー試験では臨床的利益のレベルは低い
魚油／オメガ３脂肪酸 癌発育に縮小効果の可能性がある	コホート試験と動物実験に基づいている
リコペン PSAと腫瘍サイズの縮小を認めた妥当な根拠がある	コホート試験と動物実験から週に食品２個摂ると20％リスクを減らすことができる
ザクロジュース 前立腺癌再発後のPSA上昇を下げる可能性がある	第Ⅲ相試験からの低い根拠に基づいている
大豆／イソフラボノイド いかなる利益も決定的な根拠がない	試験管内結果は満足できるが、動物実験からは支持できない

●キーポイント―食事、生活様式と化学的予防●

- 試験において、デュタステリドは４年以上の観察で４分の１まで前立腺癌の発生頻度を減らした。そして、前立腺肥大症の症状も治療したが、悪性度（グレード）の高い癌の頻度が僅かに増加した。フィナステリドも同様の結果であった。
- 人々は心血管系疾患、たぶん前立腺癌においても発生リスクを減らすための戦略の一部として、低脂肪、肥満の解消、運動の推進が奨励され支持されている。

◆主要文献◆

Andriole GL, Bostwick DG, Brawley OW et al. Effect of dutasteride on the risk of prostate cancer. *N Engl J Med* 2010；362：1192-202.

Brasky TM, Darke AK, Song X et al. Plasma phospholipid fatty acids and prostate cancer risk in the SELECT trial. *J Natl Cancer Inst* 2013；105：1132-41.

Cohen YC, Liu KS, Heyden NL et al. Detection bias due to the effect of finasteride on prostate volume：a modeling approach for analysis of the Prostate Cancer Prevention Trial. *J Natl Cancer Inst* 2007；99：1366-74.

Duffield-Lillico AJ, Dalkin BL, Reid ME et al. Selenium supplementation, baseline plasma selenium status and incidence of prostate cancer：an analysis of the complete treatment period of the Nutritional Prevention of Cancer Trial. *BJU Int* 2003；

91：608-12.

Giovannucci E, Liu Y, Platz EA et al. Risk factors for prostate cancer incidence and progression in the health professionals follow-up study. *Int J Cancer* 2007；121：1571-8.

Gomella L. Chemoprevention using dutasteride：the REDUCE trial. *Curr Opin Urol* 2005；15：29-32.

Lippmani SM, Klein EA, Goodman PJ et al. Effect of selenium and vitamin E on risk of prostate cancer and other cancers：the Selenium and Vitamin E Cancer Prevention Trial (SELECT). *JAMA* 2009；301：39-51.

Lucia MS, Epstein JI, Goodman PJ et al. Finasteride and high-grade prostate cancer in the Prostate Cancer Prevention Trial. *J Natl Cancer Inst* 2007；99：1375-83.

Miller EC, Giovannucci E, Erdman JW Jr et al. Tomato products, lycopene, and prostate cancer risk. *Urol Clin North Am* 2002；29：83-93.

Shepherd BE, Redman MW, Ankerst DP. Does finasteride affect the severity of prostate cancer? A causal sensitivity analysis. *J Am Stat Assoc* 2008；103：1392-404.

Thompson IM, Chi C, Ankerst DP et al. Effect of finasteride on the sensitivity of PSA for detecting prostate cancer. *J Natl Cancer Inst* 2006；98：1128-33.

Thompson IM, Goodman PJ, Tangen CM et al. The influence of finasteride on the development of prostate cancer. *N Engl J Med* 2003；349：215-24.

Thompson IM, Goodman PJ, Tangen CM et al. Long-term survival in the Prostate Cancer Prevention Trial. *N Engl J Med* 2013；369：603-10.

Virtamo J, Pietinen P, Huttunen JK et al. Incidence of cancer and mortality following alpha-tocopherol and beta-carotene supplementation：a postintervention follow-up. *JAMA* 2003；290：476-85.

第III章
スクリーニングと早期発見

　過去10年、ほとんどの国において前立腺癌の存在における病期（ステージ）は明らかに低くなっている（低いステージへのシフト）。歴史的にみると、重要な疾患を有するほとんどの患者は体重減少、骨転移、倦怠感、局所進行や転移性疾患による下部尿路閉塞などが複合して生じている。しかし、若年で無症状の患者において前立腺特異抗原（PSA）の測定を行い、偶然に発見される早期疾患がだんだん増えてきている。また、しばしば良性閉塞性症状のために施行された経尿道的前立腺切除（TURP*）の組織中に偶然癌が発見される。この早期発見が管理に関してのジレンマを生んでいる。そして、患者の期待生存率の延長（図3.1）により有用かつ科学的根拠に基づく診断と治療法の早急な確立が急がれている。

* TURP：Transurethral resection of the prostate

早期発見

　一般的に、前立腺癌の発見が早ければ早いほど治癒期間と癌の進行阻止の点で患者の見通しはより良くなる。しかし、私達は常に過剰診断と起こり得る過剰治療のリスクを認識しておく必要がある。前立腺癌が疑われるほとんどの患者は直腸診上の異常所見や今日常識になってい

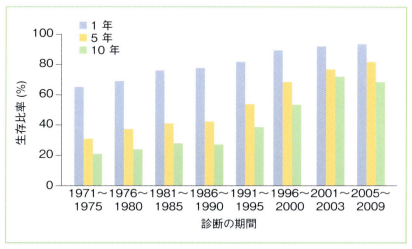

図3.1　イングランドとウェールズにおける前立腺癌の診断後、1、5、10年の相対的生存率（患者は1971年から2009年の間に5年毎8回の診断を受けた［1年と5年生存率］と1971年から予測された2007年まで［10年生存率］）。1996年から1年と5年のデータはイングランドのみ、1996年から2003年のデータはイングランドのみ、しかし、2007年の予測値はイングランドとウェールズ。Cancer Research UK（http://www.cancerresearchuk.org/cancer-info/cancerstats/survival/common-cancers）より改変。

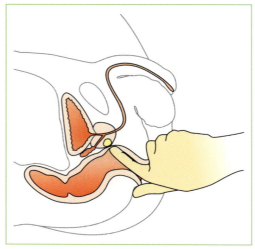

図 3.2　直腸診は前立腺癌の発見と診断において必須の臨床検査である。

表 3.1　前立腺癌を示唆する直腸診所見
● 腺の片葉または両葉に結節 ● 前立腺の一部または全てが硬結 ● 腺の不均整 ● 隣接組織への癒着による可動性の欠如 ● 精嚢の触知

表 3.2　直腸診上異常所見の原因となるもの
● 良性前立腺肥大 ● 前立腺結石 ● 前立腺炎（特に肉芽腫性前立腺炎） ● 射精管異常 ● 精嚢異常 ● 直腸粘膜ポリープまたは腫瘍

るPSAレベルの上昇によって確認される。増加する患者の多くは単にPSAのみの上昇である。

　直腸診（DRE*）は最も単純で、安全性が高く前立腺癌発見のための費用対効果のある手段であり、腫瘍が後面に位置し触知可能な大きさであることを証明している。検査は、患者を左側臥位、あるいは立位で前傾の姿勢にさせて行う。どちらかのアプローチで前立腺の後面だけを触知できる（図 3.2）前立腺のサイズの情報に加えて、直腸診は前立腺癌を示唆する多くの特徴を提供する（表 3.1）。しかし、経直腸的あるいは経会陰式生検後の組織学的解析では、疑

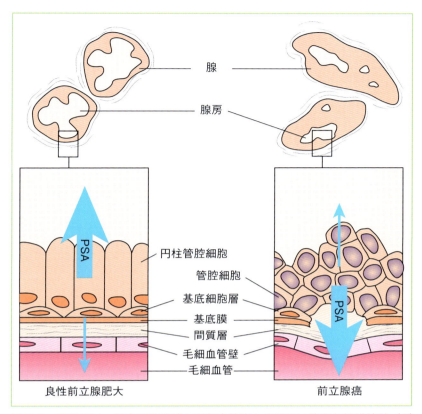

図3.3 正常では、前立腺の腺腔と毛細血管床との間には強固な組織障壁（バリアー）がある。前立腺疾患、特に癌ではこれらのバリアーが障害を受けて、PSA値が上昇する。

いのある硬結の3分の1が真に悪性として確認されるに過ぎない（表3.2）。

*DRE：Digital rectal examination

前立腺特異抗原（PSA*） は精液を液状化する作用の糖蛋白である。前立腺疾患においては組織障壁（バリアー）が傷つけられており、その結果、PSAが血管内に流入する（図3.3）。精液中のPSAの測定はいまでも前立腺癌を早期に発見するのに最も有効で簡便な検査である。実際、直腸診の2倍以上の多くの前立腺癌を発見できる。もし常に実施すべき直腸診と併用すると、前立腺癌を予測すると効果は一層増すことになる。また、PSA検査は前立腺癌の病期決定に有用であり、治療への反応を評価するのに特別の価値がある（第Ⅳ章を参照のこと）。

*PSA：Prostate specific antigen

PSA値が4ng/mL以上の男性のおよそ25％が前立腺癌であり、10ng/mLを超えると60％以上の男性において前立腺癌のリスクが高まる。前立腺癌が存在しないでPSAが上昇する原因は表3.3に示した。被験者の全ての男性に生検が行われた前立腺癌予防における臨床試験の報告は、PSAが0.5ng/mLと4ng/mLの間で、直腸診では正常の男性における前立腺癌の頻

表 3.3　PSA 上昇の原因となるもの

前立腺癌	会陰部または前立腺の外傷
良性前立腺肥大	直近の射精
前立腺炎	サイクリング
尿路感染症	

表 3.4　直腸診で正常な男性において生検で前立腺癌が発見される可能性

PSA 値（ng/mL）	生検で前立腺癌発見リスク（％）
＜ 0.5	6.6
0.5 〜 1.0	10.1
1.1 〜 2.0	17.0
2.1 〜 3.0	23.9
3.1 〜 4.0	26.9

出典：Thompson ら、2004

表 3.5　男性人口における PSA の中間値と 95％ 百分位数幅

年齢幅（歳）	PSA 中間値（ng/mL）	95％ 百分位数
40 〜 49	0.7	2.5
50 〜 59	0.9	3.5
60 〜 69	1.3	4.5
70 〜 79	1.8	6.5

度は高かった（表 3.4）。各年齢層別の健康人のおけるPSAの中間値と95％百分位数が決定され、表 3.5 に示されている。表 3.4 のデータでみるように、95％ 百分位数以下の PSA 値を示す男性の高い割合で前立腺癌が存在する。生検されるべき PSA のカットオフ値について明確な一致した見解はない。これまでにカットオフ値は 4.0ng/mL が使われてきているが、2.5ng/mL をカットオフ値とすると 60 歳より若い男性では、癌の発見は 18％ から 36％ と 2 倍に上がり、特異度において陰性効果は最小となる。

　PSA 値の軽度上昇の人達は前立腺癌よりも前立腺肥大症である。そこで、PSA は決して完全な検査ではないことは明らかである。早期前立腺癌を発見するにあたって検査の臨床的価値

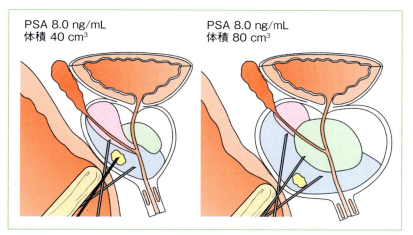

図3.4 低いPSA密度で大きな前立腺に行う生検では、高いPSA密度で小さな前立腺に行う生検に比べて癌の試料を採取するのが困難である。

を改善するためにいくつかの異なった考え方が過去の短期間に発達してきた。PSA関連マーカーといわれるもので、PSA密度、PSA変化率、年齢階層別カットオフ値、精液中の分子形態の測定など含む。これら全ては治癒可能な早期前立腺癌と陰性結果となる経直腸的生検の数を減らすためにPSAの有用性を高める試みが提案されている。

　実際には、分子形態（遊離：全PSA比）とPSA密度の算定のみが臨床上多く使われる。それらは医師と患者が経直腸的あるいは経会陰的生検を行うかどうかを決断する際に助けとなる。

　PSA密度は総PSA値を前立腺体積で割って計算される。0.15ng/mL以上のPSA密度はPSA試験の特異性を増すよう示されている。しかし、この修飾された数値は体積の計算、測定法のバラツキ、試料の偏りなど間違いを生じる多くの可能性がある（図3.4）。

　PSA変化率は時間の経過、通常1年あるいは2年以上で最低3回の測定によるPSAの変化率を反映している。0.75ng/mL/年以上の変化率は前立腺癌の存在を予見するものとして使われてきた。より最近の試験で、前立腺癌と最終的に診断された人達ではPSA変化率が0.4ng/mL/年であるのに比較して、前立腺癌でない人達は0.03ng/mL/年である。多くの研究者は生検の入口として、PSAが正常範囲内でもPSA変化率0.35〜0.4ng/mL/年を推奨している。PSA変化率にまつわる問題点は、短期間では変化率の計算が不正確であること、測定されたことがあまりに少ないことである（PSAレベルの変動は普通にみられる）。

　年齢階層別カットオフ値は加齢により血清PSA濃度が上昇するという事実に基づいている。結果として、参考値は患者の年齢と相関する（表3.5）。これを実施することで陽性予測値が42%から37%まで上昇したが、カットオフ値を4.0ng/mLと比較した時、前立腺癌の発見を減少させた。ある試験は、年齢階層別PSAの中間値が年齢階層別カットオフ値より有用であることを示している。特に、年齢階層別中間値以上のPSAであるが、生検の戸口としての

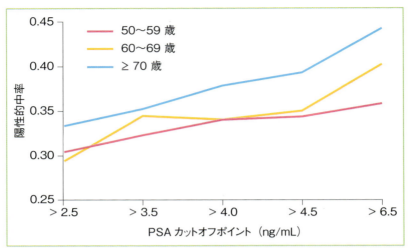

図 3.5　加齢によって前立腺癌の頻度が増加するために、与えられたどの PSA カットオフポイントでも、陽性予測値は若い人達より高齢者で高い。PSA カットオフポイントの上昇は高齢者ほど陽性予測値が増加するが、ある割合の人達は偽陰性のテスト結果を示し、全体の検出率は減少する。

2.5ng/mL 以下である若年患者は、前立腺癌に進展するリスクが 8 〜 14 倍に増加した。図 3.5 は全年齢の標準的カットオフ値よりも年齢階層別カットオフ値の問題—余りに多くの癌が高齢者で見逃されている（それらの人達では頻度はより大きい）—を提示している。

　分子形態。PSA はいくつかの分子形態で血清中に存在する。そのほとんどが蛋白に結合している。しかし、あるものは結合せず"遊離"している。BPH 患者で前立腺癌でない患者は遊離 PSA の量が多く、前立腺癌は α_1 アンチキモトリプシンと結合した PSA の量がより多い。これらの異なった形態の濃度を測定することは、BPH 患者と早期前立腺癌患者を鑑別するために臨床的に有効な方法である。昨今、容認されている遊離：総 PSA のカットオフ値は 0.15 である。これ以下の比率の人達は MRI や経直腸的あるいは経会陰式前立腺生検を含む精査を進める必要がある。

スクリーニング

　前立腺癌を発見するために無症状の人達を対象に PSA スクリーニングを行うことの意義についてはいまだ論争の最中にある（表 3.6）。第 I 章で記述したように、臨床的に重要疾患の頻度と顕微鏡的疾患の普及の間には大きな乖離がある。そして、疾患の進行の可能性を確認することは恐らく正確性を欠く。

　PSA スクリーニングを支持する最近の根拠は次の通りである。
- 非無作為化試験の成績が示すところでは、米国と欧州における PSA スクリーニングの登場以来、前立腺癌死と進行性前立腺癌の人数が減少した

> **表 3.6　前立腺癌スクリーニング**
>
> 賛成意見
> - 簡便な検査（PSA と直腸診）である
> - 早期で潜在的に治癒可能な病巣を発見できる
> - 結果として陰性であればスクリーニングされる人達を安心させる
> - スクリーニングによって 56% まで死亡率を減少させる
>
> 反対意見
> - 偽陽性所見は不安の種となる
> - 経直腸的超音波ガイド下生検は 2% の重度感染合併症リスクの発生と不安の原因となる
> - 高価である
> - ある小さく発育緩徐な癌が不必要に治療されるだろう。そして、治療には合併症を伴う

- 1つの無作為化試験では、根治的前立腺摘出術を受けた臨床的に重要な前立腺癌患者が保存的治療に比べて早期の死亡率で 44% 減少した
- PSA テストと直腸診は簡単に実施できる。前立腺生検は比較的低い合併症の発症率である（約 2 〜 4%）

スクリーニングの不利益には次のようなものがある。

- 良い状態で発見されないままの臨床的に重要でない前立腺癌をみつけて治療する可能性がある
- PIVOT 試験は低リスク前立腺癌の患者を経過観察した場合と比較して手術の利益が少ないことを示している（56 ページ参照）
- 前立腺癌の診断と治療に関連して合併症など重大な病的状態を招く
- 生検を行った多くの人達が前立腺癌ではなく、生検による合併症を経験する
- 生検術は精神的不安を引き起こす

　最新の米国泌尿器科学会（AUA*）のガイドラインは、平均的にリスクがあると判断して 40 歳以下の男性には PSA スクリーニングは反対であり、40 〜 54 歳の男性には規定通りのスクリーニングを推奨していない。なぜなら、この年齢の男性は無作為化試験に含まれていないからである。55 歳より若く、前立腺癌のリスク要因を有している人達にとって（10 ページ参照）、スクリーニングを行うかの判断は個々に考慮すべきである。スクリーニングの利益を受ける年齢は 55 〜 69 歳の人達であるとの確かな根拠がある。AUA ガイドラインは、55 〜 69 歳の男性のためのスクリーニングの決断は個人の価値観と選択の権利に基づいて本人と主治医との間で共有すべきであることを勧めている。

　2つの大規模無作為化試験の早期成績と第Ⅲ相無作為化試験の長期成績が報告されている。より大きな欧州試験（前立腺癌のための欧州無作為化試験［ERSPC］**）は 4 年毎にスクリーニングをする人達と一切しない人達に分けて行った。生検は PSA が 3.0ng/mL を超えるか、

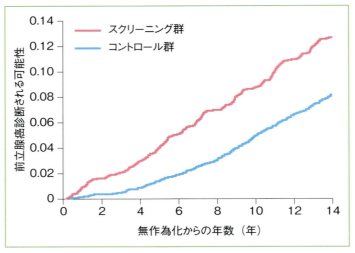

図 3.6　ゲーテボルグ無作為化人口別前立腺癌スクリーニング試験でスクリーニングあるいは観察に無作為化された男性を対象とした前立腺癌の累積頻度。Hugosson ら、Lancet Oncol 2010；11：725-32 より許可を得て改変。

直腸診で異常がある場合に必須とした。この試験で平均 9 年の追跡で 27％ の死亡率を減少したと報告された。不運にも、1 人を死から救うために治療を必要とする人の数は 48 であった。平均 14 年追跡したヨーテボリ（スウェーデン）からの試験で、一定集団の男性を対象とした報告では、スクリーニンググループの間に前立腺癌の累積頻度が高かった（図 3.6）。それらのスクリーニングで前立腺癌死亡率は 44％ まで減少した。実際にスクリーニング検査に参加した人達においては、前立腺癌死亡率は 56％ まで減少した。長期追跡で、1 人を死から救うために治療を必要とする人数は 12 まで低下した。

対照的に、より小規模の米国試験（前立腺、肺、大腸直腸、卵巣［PLCO］癌スクリーニング試験＊＊＊）は、コントロール群において過度の PSA スクリーニングを受けていたことによる欠点があるが、短期の追跡で死亡率の面で利益を示すことができなかった。

5 つの無作為化比較試験を対象に最近更新されたコックランメタ分析は、全ての試験に登録された人達を含めるとスクリーニングが前立腺癌特異的死亡率において統計学的に有意差をもって減少させないと結論づけている（リスク比 1.0［0.86 〜 1.17］）（図 3.7）。昨今、米国予防医療サービス対策委員会（USPSTF＊＊＊＊）はすべての男性に PSA スクリーニングを受けないよう勧告している。

将来的には、スクリーニングは遺伝学的に前立腺癌になり易い人達に絞られるだろう。70 以上の前立腺癌感受性遺伝子が発見されている。これらの遺伝子の変異を有する人がスクリーニングの標的となってくる。

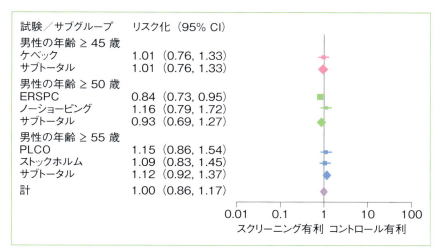

図3.7 疾患対コントロールのためにスクリーニングされた男性の前立腺癌死亡率のリスク比を示すフォーストプロット。5つの無作為化試験のメタ解析。Ilic Dら、2013より改変。

いますぐでも、家庭医は患者の年齢と期待余命に従って、患者個人の利益とリスクを評価することが大切であり、患者と直接の家族への適切なカウンセリングはこの手続きの内で必須事項である。

自分の年齢より平均以上のPSA値の人は（表3.5）前立腺癌の発症リスクが高いことを認識しなければならない。直腸診や年齢階層別PSA、あるいは以前のPSA結果より上昇（PSA密度）などスクリーニングテストで異常を示した患者は泌尿器科医に紹介すべきである。生検の決断は、唯一PSA値に基づいて行う簡単なものではなく、人種と家族歴、以前のPSA値、以前の生検結果、そして合併症の評価と期待余命などを含む患者のリスク因子によってなされる。患者自身の選択（優先）権が意思決定の過程において中心となるべきである。

＊AUA：American Urological Association、＊＊ERSPC：European Randomized Study of Screening for Prostate Cancer、＊＊＊PLCO癌スクリーニング試験：Prostate, Lung, Colorectal, and Ovarian〔PLCO〕Cancer Screening Trial、＊＊＊＊USPSTF：the US preventive service Task Force

臨床症状

前立腺癌患者はいろいろな症状を呈する（表3.7）、あるものは前立腺肥大症（BPH）の症状と重なる。

限局癌は一般的に無症状である。患者はほとんど癌とは無関係であるBPHの症状を呈する。これらの症状は前立腺組織が尿道を圧迫し、閉塞する時に起こり、頻尿、いきみ、尿勢低下を招く。前立腺癌はまたTURP後に潜在的に発見される（図3.8）。今日、TURPを施行した人

前立腺癌　診療マニュアル

表 3.7　局所と局所浸潤性前立腺癌の臨床的症候と症状

局所疾患	局所浸潤性疾患
● 無症候性	● 血尿
● PSA 上昇	● 排尿痛
● BPH 症状	● 会陰と恥骨上の痛み
- 尿勢低下	● 勃起不全
- いきみ	● 尿失禁
- 残尿感	● 尿管の閉塞からくる腰痛と無尿
- 頻尿	● 腎不全症状
- 尿意切迫感	● 血精液症
- 切迫性尿失禁	● テネスムスを含む直腸症状
- 尿路感染症	

BPH：良性前立腺肥大、PSA：前立腺特異抗原

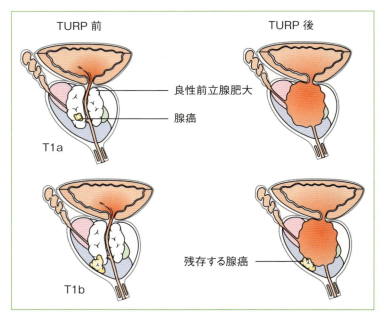

図 3.8　前立腺癌は症例の 10% まで前立腺の経尿道的切除（TURP）で得られた切除切片中にみつけられる。癌の約 3 分の 2 は高分化型で、切片の 5% 以下の病巣を含む T1a である。残りの病巣は体積が大きく、低い高文化型の T1b 癌である。多くの潜在的サンプルエラーが TURP 時の前立腺癌の診断には内在する。移行領域に限局する T1a 腫瘍は完全に切除されるだろう。それに対して、T1b 腫瘍の相当量が手技の後に残存するかもしれない。

達の 10% より少ない割合で顕微鏡的病巣として前立腺癌がみつかる。

局所浸潤癌（通常は直腸診で触知可能）は腫瘍浸潤が膀胱三角部と骨盤神経まで及び、刺激症状（頻尿、尿意切迫感）の原因となる。会陰や恥骨上神経を巻き込むことが痛みを導く。こ

表 3.8　転移性前立腺癌の目立った症状

遠隔転移
- 骨痛または坐骨神経
- 脊髄圧迫による対麻痺
- リンパ節の腫大
- リンパ節による尿管閉塞で腰痛または無尿

広範囲転移
- 嗜眠（例：貧血または尿毒症）
- 体重減少と悪質液
- 皮下と腹部出血（稀）

のように、前立腺癌の可能性を前立腺炎様症状の検査中に念頭に置かねばならない。

　血尿は癌が尿道または膀胱に局所浸潤することで起こる。腰痛は尿管狭窄と水腎症のために生ずる。膀胱出口部閉塞＝下部尿路閉塞（BOO）の症状はBPHのように大きな前立腺癌が膀胱の出口を閉塞する時に起こる。尿道括約筋への浸潤、より一般的には手術自身が尿失禁の原因となる。失禁は溢流を伴った慢性尿閉の結果である可能性を除外することが大切である。慢性尿閉はTURPのような方法で治療できる。便秘、テネスムス、直腸出血は大きな前立腺が直腸にねじれを引き起こす結果である。精嚢への浸潤はしばしば血精液症となるが、一般的な症状ではない。

　転移性疾患。最も一般的な症状が表3.8に示されている。特に骨盤と腰椎にみられる骨転移からくる疼痛が主要な症状である。したがって、進行する下位背部や骨盤痛の突然の発作は転移性前立腺癌の重要な診断所見である。また、病的骨折が起こり、特に大腿骨頸部が冒される。時々脊髄の圧迫をもたらす椎体内の転移は稀ではなく、骨転移患者の12%までが背部痛と神経学的症状を呈する。

　リンパ節への転移はリンパ節の腫大を招く。腹腔内リンパ節転移は通常閉鎖と内腸骨リンパ節が腸骨リンパ節へ広がり、さらにそれを超えて、局所の腫瘍とともに尿管閉塞を起こす。進行性疾患においては、リンパ節転移は胸部、頸部、鼠径部、腋窩リンパ節に広がる。リンパ節転移は数多くの症状として、浮腫、腰痛、尿管の閉塞による無尿、そしてリンパ浮腫の結果として下肢の浮腫などを生ずる。

　肝臓、肺、その他への全身転移による症状は非特異的であり、貧血や尿毒症、体重減少と悪液質からくる嗜眠状態となる。

●キーポイント―スクリーニングと早期発見●

- 前立腺特異抗原（PSA）の上昇とその後の検査により前立腺癌と診断される件数が増えてきている。
- 無症状な人達にPSAに基づくスクリーニングを行うことの是非は論争中である。
- 経直腸的超音波ガイド下生検が確定診断には必要である。
- より進行疾患では下部尿路閉塞の症状を認める。
- 骨転移は骨痛や病的骨折の原因となる。

◆主要文献◆

Andriole GL, Bostwick DG, Brawley OW et al. Effect of dutasteride on the risk of prostate cancer. *N Engl J Med* 2010；362：1192-202.

Brooks JD, Metter EJ, Chan DW et al. Plasma selenium level before diagnosis and the risk of prostate cancer development. *J Urol* 2001；166：2034-8.

Carter BH, Albertsen PC, Barry MJ et al. American Urologic Association. Early detection of prostate cancer：AUA Guideline 2013. Available from www.auanet.org/common/pdf/education/clinical-guidance/Prostate-Cancer-Detection.pdf, last accessed 01 November 2013.

Cohen YC, Liu KS, Heyden NL et al. Detection bias due to the effect of finasteride on prostate volume：a modeling approach for analysis of the Prostate Cancer Prevention Trial. *J Natl Cancer Inst* 2007；99：1366-74.

Duffield-Lillico AJ, Dalkin BL, Reid ME et al. Selenium supplementation, baseline plasma selenium status and incidence of prostate cancer：an analysis of the complete treatment period of the Nutritional Prevention of Cancer Trial. *BJU Int* 2003；91：608-12.

Giovannucci E, Liu Y, Platz EA et al. Risk factors for prostate cancer incidence and progression in the health professionals follow-up study. *Int J Cancer* 2007；121：1571-8.

Gomella L. Chemoprevention using dutasteride：the REDUCE trial. *Curr Opin Urol* 2005；15：29-32.

Ilic D, Neuberger MM, Djulbegovic M, Dahm P. Screening for prostate cancer (review). *Cochrane Database Syst Rev* 2013；(1)：CD004720.

Lippmani SM, Klein EA, Goodman PJ et al. Effect of selenium and vitamin E on risk of prostate cancer and other cancers：the Selenium and Vitamin E Cancer Prevention Trial (SELECT). *JAMA* 2009；301：39-51.

Lucia MS, Epstein JI, Goodman PJ et al. Finasteride and high-grade prostate cancer in the Prostate Cancer Prevention Trial. *J Natl Cancer Inst* 2007；99：1375-83.

Miller EC, Giovannucci E, Erdman JW Jr et al. Tomato products, lycopene, and prostate cancer risk. *Urol Clin North Am* 2002；29：83-93.

Shepherd BE, Redman MW, Ankerst DP. Does finasteride affect the severity of prostate cancer? A causal sensitivity analysis. *J Am Stat Assoc* 2008；103：1392-404.

Thompson IM, Chi C, Ankerst DP et al. Effect of finasteride on the sensitivity of PSA for detecting prostate cancer. *J Natl Cancer Inst* 2006；98：1128-33.

Thompson IM, Goodman PJ, Tangen CM et al. The influence of finasteride on the development of prostate cancer. *N Engl J Med* 2003；349：215-24.

Thompson IM, Goodman PJ, Tangen CM et al. The influence of finasteride on the development of prostate cancer. *N Engl J Med* 2003；349：215-24.

Thompson IM, Pauler DK, Goodman PJ et al. Prevalence of prostate cancer among men with a prostate-specific antigen level < or=4.0 ng per milliliter. *N Engl J Med* 2004;350::2239–46.

US Preventive Services Task Force. *Recommendation Statement : Screening for Prostate Cancer*. www.uspreventiveservicestaskforce.org/prostatecancerscreening/prostatefinalrs.htm, last accessed 30 October 2013.

Vickers AJ, Ulmert D, Sjoberg DD et al. Strategy for detection of prostate cancer based on relation between prostate specific antigen at age 40–55 and long term risk of metastasis : case-control study. *BMJ* 2013;346:f2023.

Virtamo J, Pietinen P, Huttunen JK et al. Incidence of cancer and mortality following alpha-tocopherol and beta-carotene supplementation : a postintervention follow-up. *JAMA* 2003;290:476–85.

第 IV 章
予後判定因子とステージング

　前立腺癌の正確な悪性度（グレード）と病期（ステージ）、特にグリソングレード間や、局所と拡大した病変の区別することは適正な治療選択にとってきわめて重大である。画像診断法、特にMRIは直腸診（DRE）や前立腺特異抗原（PSA）テストのみで行われるより一層正確にステージングができるが、過小と過大両方の病期診断が臨床的問題点として残る。したがって、改善されたステージング方法が必要とされるばかりでなく、最良の予後マーカー、それは治療されない場合に疾患の将来の挙動を予知するものが求められている。

局所疾患のステージング

局所疾患のステージングは主として以下の方法で行われる。

- 直腸診（DRE）
- PSA 測定
- 経直腸的超音波検査（TRUS）と超音波ガイド下生検
- CT スキャン
- MRI―多機能技術を駆使して
- 骨スキャン
- Choline 陽電子放射断層撮影（PET）/CT スキャン
- 疾患のステージと結果を予測するテーブルとノモグラム

　直腸診。直腸診による前立腺癌のステージングの正確度は 30 ～ 50％に過ぎない。過小評価が一般的である。なぜなら、小さく、前方に局在した腫瘍はそもそも触知が困難で、前立腺肥大症（BPH）や前立腺炎のような状態を有する患者には偽陽性の所見が認められる。しかし、この手法は PSA がいまだ正常範囲内（< 4.0ng/mL）にある時、多くの重要な癌を発見できる。そして、局所疾患について不明な点があれば有益な情報を提供する（第 I 章を参照のこと）。

　前立腺特異抗原（PSA）による決定。全患者のなかで、PSA レベルと前立腺癌の臨床的病期（そして、それより程度は小さいが、病理学的病期を含む）には理屈通りの相関がある。しかし、個々の患者で相関性は乏しい。その理由は、異なった病期に関連して PSA の幅のなかで無視できない重複があるからである。20ng/mL 以上の PSA レベルはしばしば前立腺被膜を超えた腫瘍浸潤を示し、40ng/mL 以上では骨や軟部組織の高い可能性を示唆する（メモリアル・スローンケタリング癌センターの治療前ノモグラム、http://nomograms.mskcc.org/Prostate/PreTreatment.aspx を参照）。図 4.1 は根治的前立腺摘出術前と PSA 非再発の可能性の関係を示している。

　PSA 密度はより活動的な疾患に罹患している患者にとって役立つことがいくつかの試験で

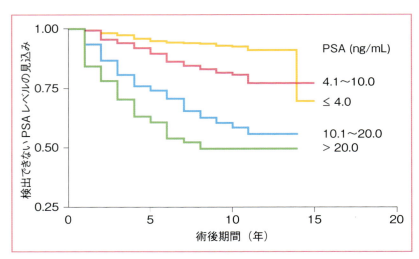

図4.1　術前の血清PSAレベルによる根治的前立腺摘出後のPSA無再発の可能性（カプランーマイヤーの保険経理処理より）。Pound CRら、Urol Clin North Am 1997；24：395-406より許可を得て改変。

示されている。米国の試験では、診断直前に2.0ng/mL/年以上の密度である患者は治療とは関係なく、前立腺癌からの死亡リスクが高かったことが観察されている。

血清PSA濃度だけが個人単位で病期の正確な指標ではないが、いくつかの病期診断検査を排除するために活用される。新しく診断された高分化、あるいは中分化前立腺癌で、骨関連症状はなく、血清PSA値が10ng/mL以下か同等の患者はステージング目的のラジオアイソトープを用いた骨スキャンは常に必要としない。これらの患者では骨転移の可能性はゼロに近い。しかし、多くの臨床家は基本検査としてこのテストをいまだに好んで行っている。なぜなら、それが後に混乱の原因になる―もしPSAレベルが上昇し始めた時に―変形性骨関節症のような病態による"ホットスポット"を確認できるかもしれないからだ。また、陰性所見は骨が含まれない患者を安心させることになる。

経直腸的超音波検査（TRUS＊）は前立腺癌の管理においては汎用されている。それは前立腺を描出し、前立腺生検を行う際に生検自動操作器具（バイオプシーガン）を適切な部位に誘導するためにほとんど日常的に使用される（図4.2）。抗生（菌）剤は、最近では2％程度といわれる感染のリスクを減らすために手技の前後で必ず使用される。ただし、細菌、特に大腸菌の抗生剤抵抗性が増えているために感染のリスクは上昇している。キノロン系薬が普通は選択され、時々前立腺サイズ、個人の好みや以前の生検結果によりゲンタマイシンやアミカシンとの併用が行われる。通常、TRUSガイド下で18ゲージ針を用いて前立腺の異なった部位より8～14ヵ所の組織片が採取される。この手技は現在、局所麻酔で浸潤させた後、外来部門で習慣的に行われている。含まれる生検組織片（コア）の割合と陽性組織片の総数は腫瘍体積の有用な評価を提供する（図4.3）。高リスク症例（大きな塊で触知可能、あるいはPSA＞20ng/

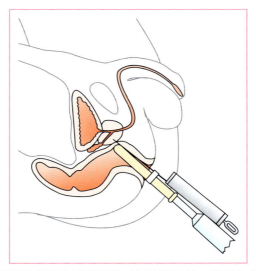

図 4.2　経直腸的超音波検査（TRUS）ガイド下生検。超音波プローブを直腸内に挿入し、前立腺に接するように位置する。抗生剤による感染予防と超音波操作で、自動生検銃（バイオプシーガン）を用い多所生検が行われる。

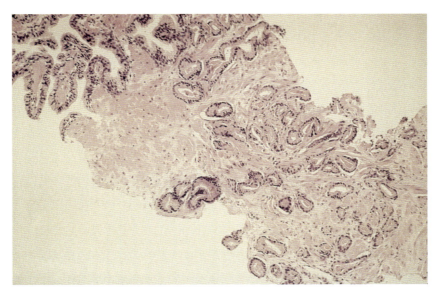

図 4.3　腺癌陽性の前立腺生検像（グリソングレード 3 と 4、グリソンスコア 7）。

mL）では、前立腺外への進展（浸潤）を確認、除外するため、外側被膜と精嚢の生検が加えられる。全身麻酔下に行う経会陰的テンプレート生検は拡大した前立腺を採取できる。しかし、尿閉のリスクを増す。感染のリスクが非常に低いので、多くの泌尿器科医は経直腸的よりはむしろ経会陰的テンプレート生検を応用している。

　前立腺内にある癌は超音波検査上、確実には描出しないが、しばしば超音波所見の異常の多くが認められる。これらは異常なエコーパターン（普通には低エコー）、中心域と辺縁域の間の区別の欠如、サイズと形態の不均一、被膜の歪み、などを含む。

ある前立腺腫瘍は低エコーであるが、低エコーのイメージは他の原因からくるかもしれない。それゆえ、前立腺癌の所見の特異性は僅かに 20 ～ 25％である。TRUS イメージングのみによる局所的ステージングの評価は乏しい。被膜外浸潤や精囊浸潤がエコー上疑われた時には、疑わしい部位の生検が確認のために必要とされる。

＊ TRUS：Transrectal ultrasonography

　PCA3（Prostate Cancer gene3）は一片の非コード RNA―蛋白質に翻訳されない RNA の領域―で、前立腺にのみ発現する。前立腺癌組織内レベルが大いに増加する（66 倍まで）のでバイオマーカーとして価値がある。対照的に、BPH のような良性疾患で増加しない。PCA3 テストはまた前立腺癌に感受性があり、癌細胞が 10％に満たない試料でも増加を認める。PCA3 スコアは陽性生検の可能性を確実にする。そして、その関連性は前立腺体積、前立腺炎、生検の回数、BPH のための 5α レダクターゼ阻害薬治療などに影響されない。PCA3 は診断ノモグラムのなかに組み入れられてきており、前立腺癌の予測やモニタリングにおける役割についての研究が進められている。PCA3 の最大の価値は生検回数を減らすことにあると思われる。

　プロラリス（Prolaris）は患者の状況に予後的情報を加えることができるゲノムリスク層別化テストである。これは腫瘍細胞の分裂に含まれる 31 の遺伝子と 15 のハウスキーピング遺伝子を加えた RNA の発現レベルを量的測定するもので、このテストの標準化を可能としている。これらの遺伝子の発現が低い場合と逆もまた同じく癌の再発リスクが低い。製造業者はテスト試薬が低リスクと中等度リスク患者、そして潜在的に高リスク患者を確認できると主張している。若干の臨床試験がプロラリステストの価値を支持しており、さらなる試験が進行中である。

　他社では同様のゲノム予後判定用のテスト試薬を生産している。例えば、オンコタイプ DX と称する前立腺癌アッセイがある。このアッセイの有効性を確認する試験が進行中である。

　コンピュータ断層撮影法（CT＊）は前立腺癌の局所診断にほとんど役に立たない。なぜなら、周囲筋層との分離が劣っており、前立腺内の解剖がはっきりしないからである。その本来の役割はリンパ節と軟部組織の転移を発見することである。この検査の感受性はほぼ 36％で、陽性疾患の基準はリンパ節のサイズ（＞ 10mm）に基づいており、顕微鏡的リンパ節転移が最も一般的であるが、CT はそれをみつけることはできないことによる。

　CT は骨転移をモニターするのに使われるが、[11]C-choline PET/CT と MRI がはるかに勝っている。

＊ CT：Computerized tomography

磁気共鳴画像診断法（MRI＊）

　マルチパラメトリック MRI＊＊は"興味ある部位"を確認できるので次第に使われるように

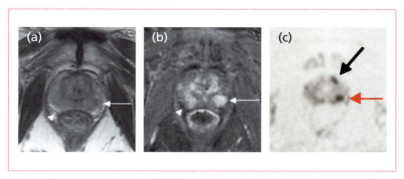

図4.4 前立腺のMRIスキャン：(a) T2強調画像で左（矢印）と右（矢じり形）の辺縁領域に疑い病巣を示す。(b) ダイナミック造影は左の辺縁領域に早期に造影される病巣を示す（矢印）。(c) 拡散強調画像は左前方（黒矢印）同様に左の辺縁領域（赤矢印）を目立たせる所見を示す。Iwazawa Jら、Diagn Interv Radiol 2011；17：243-8 より許可得て改変。

なってきた。その目的は、生検の狙い撃ちを効率良く行い、前立腺癌の病期を決めるためである。それは区域（帯状）解剖を見事に描出し、前立腺癌がT2強調画像で低密度として認められる（図4.4）。

移行域（帯）においてはT2強調画像で確認することは困難である。被膜外浸潤や精嚢浸潤の確定は、正常では明るい前立腺周囲脂肪織と精嚢内で低密度領域の確認による。しかし、それは神経血管束の不均一、不規則な前立腺の辺縁や被膜の欠損のような微妙な変化によるだろう。被膜外浸潤の発見のためのMRIの感度は13%から95%の幅であると報告されている。そして、その精度は前立腺画像を解明するなかで多くの経験からこれらの装置において確実に高い。MRIはリンパ節転移を評価する点でCTを凌駕する利点はない。ただし、MRIによるリンパ節転移の評価の補助手段として、超常磁性体で酸化鉄の極小の微粒子を用いた方法の有望な結果が報告されている。

*MRI：Magnetic resonance imaging、**マルチパラメトリックMRI：Multiparametric MRI

磁気共鳴分光法*。MRスペクトロスコピー（MR技術を使った小さな病変部内の化学的代謝産物を評価する）が加わることによって、MRステージングの精度が改善されてきた。

*磁気共鳴分光法：Magnetic resonance spectroscopy

ダイナミック（造影増強）MRI*はガドリウム造影剤の急速静注の間に前立腺を撮像する方法である。前立腺癌は早期の増強と血管新生から早期洗い出し（ウォッシュアウト）所見に基づいて発見される。この増強は典型的である一方、特異的ではなく、前立腺癌の確定には46〜96%の感度と74〜96%の特異度である。

*ダイナミック（造影増強）MRI：Dynamic contrast-enhanced MRI

拡散強調MRI*は組織のなかの水の拡散の地図を作成し、水は前立腺癌（ぎっしり詰まった

塊）より正常前立腺（まばらな塊）において容易に拡散する事実を利用している。この検査法は、癌の攻撃性を反映するもので、攻撃性の高い腫瘍は水の拡散が乏しいことを示している。前立腺癌発見の感度と特異度はそれぞれ 57 〜 93％と 57 〜 100％であると報告されている。4つの MRI 法の組み合わせは MRI だけによる前立腺癌の発見と局所ステージングを有意に改善する。それは疑わしい部位に的を絞り生検をする前に、そして積極的監視療法により管理されている患者を追跡するために行われることが多くなってきている。検査の精度を上げることが生検の前に不可欠であるとのいくつかの主張がある。

*拡散強調 MRI：Diffusion-weighted MRI

陽電子放射断層撮影（PET*）**は放射性物質で標識された特殊な分子プローブを用いる機能的画像技術である。^{18}F-FDG が他の癌腫では広く使われているが、結果は前立腺癌が混在している。そのために近年では、^{68}Ga-PSMA、^{11}C-acetate、^{11}C-choline、そして ^{18}F-choline のような他種のトレーサーの検討がされている。^{11}C-choline PET と CT を組み合わせると高リスク前立腺癌を診断するのに特に有益である（図4.5）。高リスク限局性前立腺癌患者でリンパ節転移をみつけるために、MRI、^{11}C-choline PET と ^{11}C-choline PET/CT の比較試験では ^{11}C-choline PET/CT が最も精度が良かった（表 4.1）。^{68}Ga-PSMA PET が転移性前立腺癌をみつけるためにだんだんと使われてきている。初期の試験で、0.2mg/mL 程低い PSA 値で転移をみつけることができて、特異性も高かった。

* PET：Positron emission tomography

予後予測表とノモグラム。PSA、グリソンスコア、臨床的病期、生検コア数と各コアの腫瘍の占める百分率のような癌の特徴を表すものは価値ある予後判定情報を含んでいる一方で、ノモグラムの中にこれらの変数の全てを包含させると患者の結果をより正確に予測できる。これら多くのノモグラムは Web 上や携帯情報端末（PDAs）を使用することが可能である。例示として、メモリアル・スローンケタリング癌センターの治療前ノモグラムを参照のこと。ノモグラムは何千人という患者のデータに基づいて発展してきた。それは精嚢浸潤、リンパ節転移、片側の被膜外浸潤などの病理学的可能性や小さな重要でない癌の存在を予測できる。他のノモグラムは根治的前立腺摘出術、体外照射法と密封小線源療法による治療後、腫瘍の再発の可能性を予測できる。Partin のテーブルのごとく、より簡単な予測手段が PSA 値、グリソンスコアと臨床病期から病理学を予測することができる。これらの容易に活用できる臨床的予測値は手術や放射線療法のような治療計画のためと同様に、患者のカウンセリングと治療の決断に際し大変有用である。

転移性疾患のステージング

これは骨と軟部組織への転移の広がりを評価することを含む。使用される主な技術は、胸部

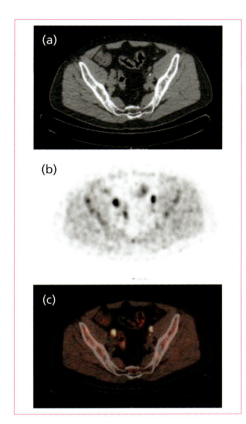

図 4.5 生検で前立腺癌が証明された 71 歳患者の画像。^{18}F-choline PET/CT によるステージングは進行癌を示した（腸骨リンパ節転移がここにみられる）。(a) CT スキャン、(b) PET スキャン、(c) PET/CT の融合画像。Schwarzenböck S ら、Theranostics 2012；2：318-30 より許可を得て改変。

表 4.1 高リスク限局性前立腺癌患者におけるリンパ節を評価するための診断精度

診断的尺度（患者毎）	MRI	^{11}C-choline PET	^{11}C-choline PET／CT
感度（%）	50.0	66.7	77.8
特異度（%）	72.2	76.4	82.4

Contractor K ら、Clin Cancer Res 2011；17：7673 より改変。

X 線、ラジオアイソトープ骨スキャン、CT と MRI、さらに最近では ^{11}C-choline PET/CT である。

ラジオアイソトープ骨スキャン＊は前立腺癌の初期診断の時に基本評価として通常実施される（図 4.6）。PSA 値が 10ng/mL とグリソンスコアが 8 以下であれば、この状況で陽性を示すことは極めて稀なので、この検査を除外するのは許されるかもしれない。連続して PSA を測定することが骨転移をモニターするのには最も正確で費用対効果が良いと認められているので、決めた通りのフォローアップ中にこの技術の利用は少なくなっている。

＊ラジオアイソトープ骨スキャン：Radionuclide bone scanning

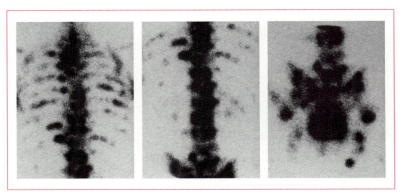

図4.6 ラジオアイソトープを用いた骨スキャンが播種した前立腺癌の結果として多発性骨転移を示している。

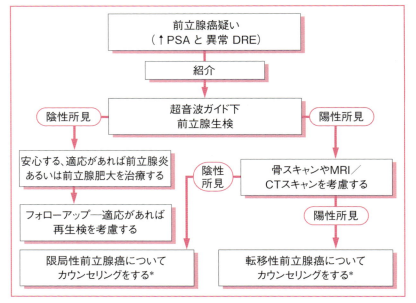

図4.7 前立腺癌の診断とステージングのアルゴリズム。
*意思決定の過程において説明を受けた患者と親族を含む。

腹部と骨盤のコンピュータ断層撮影法（CT）は治療がリンパ節の存在と程度や他の軟部組織へ転移しているかどうかで決断される場合に使用される。小さな体積で顕微鏡的転移（＜1cm）は普通この検査ではみつけることはできない。よって、CTスキャンの精度は僅か40〜50％である。CTスキャンは診断の補完のために細胞診用に大きくなったリンパ節を細い針で吸引する際のガイド役としてしばしば応用される（CTガイド下生検法）。

磁気共鳴画像（MRI）は所属リンパ節に及ぶ転移疾患を確認するために使用される。しかし、ほとんどのスキャナーがガイド下で細い針による吸引を容易にはできない。MRIはまた曖昧な骨スキャン所見で異常の性質を明確にするのに有用である。そして、重要なことは初期の脊

髄圧迫を判別するためである。

陽電子放射断層撮影（PET）/CT スキャン。^{11}C-choline PET/CT（46 ページ参照）は進行疾患をステージングするのに正確な方法である。

免疫シンチグラフィーは前立腺特異蛋白に対する放射性抗体を用いる方法で、特異度と感度に欠けるので現在の形では臨床応用には不十分である。

治療選択のまとめ

前立腺癌の診断とステージングの到達法が図 4.7 に要約されている。

●キーポイント─予後因子とステージング●

- 前立腺癌は通常抗生剤投与で局所麻酔下に経直腸的または経会陰的生検によって診断される。
- 生検のグリソンスコア、直腸診による臨床病期と提示された PSA 値が被膜外浸潤のリスクの評価を与える。
- MRI は生検部位を狙い撃ちするために利用されることが多くなり、局所の病期について情報を提供できる。
- 骨スキャンは骨転移を同定するが、PSA ＜ 10ng/mL で骨転移の可能性は低い。
- PET/CT はまた転移を発見するのに有用な方法である。

◆主要文献◆

Bouchelouche K, Turkbey B, Choyke P, Capala J. Imaging prostate cancer : an update on positron emission tomography and magnetic resonance imaging. *Curr Urol Rep* 2010；11：180–90.

Contractor K, Challapalli A, Barwick T et al. Use of [11C]choline PET-CT as a noninvasive method for detecting pelvic lymph node status from prostate cancer and relationship with choline kinase expression. *Clin Cancer Res* 2011；17：7673–83.

D'Amico AV, Chen MH, Roehl KA, Catalona WJ. Preoperative PSA velocity and the risk of death from prostate cancer after radical prostatectomy. *N Engl J Med* 2004；351：125–35.

de Rooij M, Crienen S, Witjes JA et al. Cost-effectiveness of magnetic resonance (MR) imaging and MR-guided targeted biopsy versus systematic transrectal ultrasound-guided biopsy in diagnosing prostate cancer : a modelling study from a health care perspective. *Eur Urol* 2014；66：430–6.

Eifler JB, Feng Z, Lin BM et al. An updated prostate cancer staging nomogram (Partin tables) based on cases from 2006 to 2011. *BJU Int* 2013；111：22–9.

Gacci M, Schiavina R, Lanciotti M et al. External validation of the updated nomogram predicting lymph node invasion in patients with prostate cancer undergoing extended pelvic lymph node dissection. *Urol Int* 2013；90：277-82.

Harisinghani MG, Barentsz J, Hahn PF et al. Noninvasive detection of clinically occult lymph-node metastases in prostate cancer. *N Engl J Med* 2003；348：2491-9.

Hricak H, Choyke PL, Eberhardt SC et al. Imaging prostate cancer：a multidisciplinary perspective. *Radiology* 2007；243：28-53.

Ishizuka O, Tanabe T, Nakayama T et al. Prostate-specific antigen, Gleason sum and clinical T stage for predicting the need for radionuclide bone scan for prostate cancer patients in Japan. *Int J Urol* 2005；12：728-32.

Kattan MW, Eastham JA, Wheeler TM et al. Counseling men with prostate cancer：a nomogram for predicting the presence of small, moderately differentiated, confined tumors. *J Urol* 2003；170：1792-7.

Kattan MW, Zelefsky MJ, Kupelian PA et al. Pretreatment nomogram that predicts 5-year probability of metastasis following three-dimensional conformal radiation therapy for localized prostate cancer. *J Clin Oncol* 2003；21：4568-71.

Moore CM, Robertson NL, Arsanious N et al. Image-guided prostate biopsy using magnetic resonance imaging-derived targets：a systematic review. *Eur Urol* 2013；63：125-40.

Ohori M, Kattan MW, Koh H et al. Predicting the presence and side of extracapsular extension：a nomogram for staging prostate cancer. *J Urol* 2004；171：1844-9；discussion 1849.

Partin AW, Mangold LA, Lamm DM et al. Contemporary update of prostate cancer staging nomograms (Partin Tables) for the new millennium. *Urology* 2001；58：843-8.

Pokorny MR, de Rooij M, Duncan E et al. Prospective study of diagnostic accuracy comparing prostate cancer detection by transrectal ultrasound-guided biopsy versus magnetic resonance (MR) imaging with subsequent MR-guided biopsy in men without previous prostate biopsies. *Eur Urol* 2014；66：22-9.

Pound CR, Partin AW, Epstein JI, Walsh PC. Prostate-specific antigen after anatomic radical retropubic prostatectomy. Patterns of recurrence and cancer control. *Urol Clin North Am* 1997；24：395-406.

Stephenson AJ, Kattan MW. Nomograms for prostate cancer. *BJU Int* 2006；98：39-46.

Taneja SS, Hsu EI, Cheli CD et al. Complexed prostate-specific antigen as a staging tool：results based on a multicenter prospective evaluation of complexed prostate-specific antigen in cancer diagnosis. *Urology* 2002；60（suppl 1）：10-17.

Turkbey B, Choyke PL. Multiparametric MRI and prostate cancer diagnosis and risk stratification. *Curr Opin Urol* 2012；22：310-15

Wang L, Hricak H, Kattan MW et al. Prediction of organ-confined prostate cancer：incremental value of MR imaging and MR spectroscopic imaging to staging nomograms. *Radiology* 2006；238：597-603.

第 V 章
限局性と高リスク疾患の管理

限局性前立腺癌の管理

　限局性前立腺癌患者に役立つ治療法は数多く存在する（表5.1）。治療法の決定は多くの要因によるが、そうした患者の置かれたリスクの種類が中心となる。これらのリスク群は再発リスク、グリソンスコア、生検本数、PSAレベル、臨床病期に基づいて一般的に、非常に低い、低い、中等度、高いに分けられる（表5.2）。残念なことに、私達の最近の知識は治療が患者個人のために最適の結果を生み出すことを予測することは常に不可能である。そこで、患者自身の選択が大変重要な要素となる。細胞周期の進展（CCP*）の遺伝子マーカーを使った予後図を構築することは可能であるかもしれない。例えば、プロラリスは生検から得られた腫瘍の試

表5.1　限局性と局所進行癌の治療選択

| | 限局性 | | | |
| | 再発リスク | | | |
治療	低い	中等度	高い	局所進行性
根治性前立腺摘出術	✓	✓	✓	多様な様式の治療
EBRT	✓	✓		
EBRT と アンドロゲン遮断		✓	✓	✓
低線量シード 密封小線源療法	✓	✓		
HDR 密封小線源療法 （EBRT との併用）			✓	✓
積極的監視	✓			
経過観察	✓	✓	✓	✓
ホルモン療法			✓	✓
研究段階の治療				
HIFU	✓			
凍結療法	✓			

EBRT：体外照射法、HDR：高線量率、HIFU：高密度焦点超音波療法

表 5.2 再発リスクの分類*

リスク分類	定義				
	TNM	グリソンスコア	PSA (ng/mL)	陽性コア数/各コアあたりの癌の割合	PSA密度 (ng/mL/g)
非常に低い	T1c	≤ 6	< 10	< 3/< 50%	< 0.15
低い	T1–T2	2～≤ 6	< 10		
中等度	T2b-T2c、あるいは	7、あるいは	10–20		
高い	T3a、あるいは	8～10、あるいは	> 20		

*National Comprehensive Cancer Network（NCCN）（ガイドラインバージョン3、2013）より改変。

料における癌の複製を含む遺伝子の発現を計測するゲノム試験である（44ページ参照）。それは最近の方法に予後的価値を加えることに間違いない。他の遺伝子関連検査法も完成しかかっている。

重要な意味をもつ悪性度と腫瘍容積が限局された癌患者の治療は、合理的な期待余命をもち、前立腺癌による死亡を予防する患者（予測生存期間が短く、前立腺癌による死に直面している患者を対照とした時）にはしばしば治癒が目的である。他の原因とは、相対して限局性前立腺癌で癌死する可能性は患者本人のリスクの種類により増加するが、加齢と合併症では減少する。限局性疾患を有する患者は診断後長年の間重大な疾患による病的状態を経験しないので治癒的治療自身がリスクである。一方、低リスクで期待余命の短い人達は根治的治療から受ける利益が少ない。

*CCP：Cell cycle progression

積極的監視療法（Active Surveillance＊）は次第に普及してきている。特に小さい容積で低いから中等度悪性の患者（低い、あるいは低いリスクの範疇に入る）では前立腺癌で死亡するリスクは低い（表5.3）。これらの患者は治癒（根治）的治療に適格であるが、この選択は疾患進行による他覚的症状を観察するまで延期すべきである。このアプローチは大半の人達（60～70%）が治癒（根治）的治療を望まない時に彼らは治癒（根治）的治療の副作用を免れている。

積極的監視療法の間、患者は6～12ヵ月毎定期的なPSA測定と直腸診により厳重に追跡される。MRIと反復して行う生検が通常診断後6～12ヵ月に、そして前立腺癌の増殖が疑われた時、治療方針が計画される。多機能MRIが積極的監視プロトコールに登録と追跡のための患者を選択するのに次第に使われてきている。前立腺癌が増殖の症状を示す場合と前立腺癌が非治癒的になる前に治癒（根治）的治療が開始される。積極的監視療法の基準に適合する患者

表5.3　積極的監視療法の基準

以下の患者を考慮する：

- PSA ＜ 15ng/mL
- 生検組織でグリソンスコア≤ 3 ＋ 4
- どの生検コアも4mm未満の低い容積と含まれるコアは12分の3以下
- 根治的治療にふさわしい10年越えの期待生存率

確認事項：

- 3テスラマルチパラメトリックMRIで兆候なく重大病変を認めない
- 最初の6～12ヵ月以内に繰り返し行う経直腸的超音波検査と経会陰式生検（もし利用できるなら）でグレードの格上げと癌の容積の増加を認めない

根治的治療の適応となる場合：

- PSA変化率が1ng/mL/年越え
- 直腸診で臨床的再発
- 繰り返す生検でグリソンスコアの上昇
- 患者選択

における癌特異的生存率は8年の追跡で99％である。そのような患者は治療による身体的副作用を避けることができる一方で、治療していない前立腺癌をもったままでいることの精神的負担を抱えて生きなければならない。しかしながら、彼らはほとんど問題がないように思える。無治療群において、積極的監視療法で管理されている3分の1の患者だけが積極的治療に移行し、彼らは普通に治癒している。

*無治療で経過観察する治療選択肢に対する用語として「経過観察（Watchful Waiting：WW）（61ページ参照）」と「PSA監視療法（PSA active surveillance）」がある。PSA検査が普及した今日では後者が主として用いられる。PSA測定は再生検を含む厳密なモニタリングによって、癌の進行を認めた時点で根治的治療を行う戦略である。

　根治的前立腺摘出術は前立腺全体、精嚢、そして量的には様々な付属組織を外科的に除去する方法である（図5.1）。腫瘍が外科的手術により完全に取り除かれたと信じられる患者や表5.4に示す基準を満足する患者にとって相応しい方法である。一般的に恥骨後式に行われてきた術式であるが、現在、ロボット支援による体腔鏡下手術が増えている。会陰式も可能であるが、関心を失っている。根治的前立腺摘出術の最大の利点は前立腺組織の全てを切除し、正確な組織学的情報と摘出標本内に腫瘍が収まっている患者においては治癒の確認を提供することができることである。これによって患者の心配は和らぐ。前立腺癌は長い自然歴をもつので、この

前立腺癌　診療マニュアル

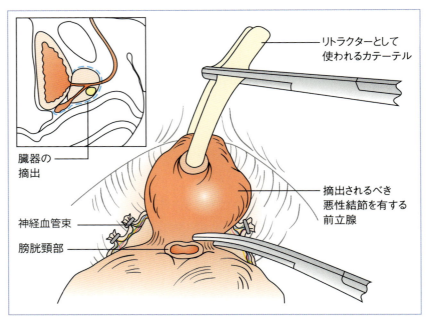

図 5.1　根治的前立腺摘出術。前立腺全体と付随する精嚢が外科的に取り除かれる。そして、膀胱頸部と尿道の間を吻合形成する。

表 5.4　根治的前立腺摘出術の選択基準
● 前立腺癌の組織学的根拠
● 臨床的に限局性疾患（病期 T1 − T2）
● 10 年越えの期待余命
● 手術に禁忌でない
● 重大な合併症がない

利点は患者の生活の質の面で大切な考慮すべき事柄である。長期間にわたる試験では、腫瘍を含む組織を完全に切除できた患者は正常な寿命期間を認めている。根治的前立腺摘出術で治療された臨床的限局癌の 10 年生存率は、グリソンスコア 2 〜 4、5 〜 7、8 〜 10 で、それぞれ 98％、91％、そして 76％である。さらに、この術式は共存する良性前立腺肥大症（BPH）の決定的な治療となり、PSA は確実に測定感度以下となる。

根治的前立腺摘出術に関連する主な副作用は腹圧性尿失禁（＜ 2 〜 3％）と勃起不全（＞ 50％）である。後者は年齢と関連し、時間経過により改善傾向を示すが神経温存術により最小化できる。手術後の勃起不全は現在より効果的に治療できるようになった（第Ⅸ章を参照のこと）。表 5.5 は根治的前立腺摘出術の利点と欠点を要約している。

どのような方法で行われようと根治的前立腺摘出術は限局性前立腺癌の患者において完全治

表 5.5 限局性前立腺癌の治療選択肢の利益と不利益

根治的前立腺摘出術

利益
- 腫瘍が病理学的に前立腺内に局限していれば高い治癒の可能性がある
- ステージを確定できる
- 付随する BPH を治療できる
- PSA を測定感度まで確実に下げる
- 副作用は時間とともに改善する
- 再発疾患を容易にモニターできる
- 手術後に放射線療法が可能である

不利益
- 大きな手術である
- 潜在的死亡率が <0.4% である
- 潜在的合併症として
  - 勃起不全（>50%）
  - 尿失禁の持続（<3%）
  - 肺塞栓（<1%）
  - 膀胱頸部狭窄（<5%）
  - 不妊
  などを認める

放射線療法

利益
- 治癒が期待できる
- 手術を回避できる
- 外来治療ができる

不利益
- 前立腺がそのまま残る
- 治癒の判断が困難である
- ステージングを確定できない
- 付随する BPH に利益がない
- フォローアップ中、患者が不安を抱く
- PSA の抑制はあてにならない
- アンドロゲン遮断療法の併用を必要とするかもしれない
- 潜在的な合併症として
  - 腸損傷（2～10%）
  - 尿失禁（<3%）
  - 勃起不全（20～30%）
  - 膀胱損傷（10～20%）
  - 血尿（5～10%）
- 放射線療法後は一般的に手術は実施できない

密封小線源療法

利益
- 1 回限りの治療である
- 日帰りまたは 1 泊で可能な手法である
- カテーテルの留置期間が限られる
- 尿失禁の発症リスクは低い
- 勃起不全のリスクは低い

不利益
- 低リスク疾患のみ適応となる
- 以前に行われた前立腺手術後にはできない
- 長期間の効果は期待できない
- 治癒判定が困難である
- 後で行われる手術が危険となる
- 最初の 6 ヵ月に非常に重大な尿路症状を認める

癒の最善の機会を与えているとほとんどの泌尿器科医は信じている。スウェーデンからの無作為化試験では、無治療経過観察と比較して、平均 8.2 年の追跡で根治的前立腺摘出術は前立腺

癌関連死亡率を44％まで、全死亡率を26％まで減少させた。この違いは65歳以下の男性で大きかった。前立腺癌関連の死亡者数は少ないので、死亡から1人を救うために20人に前立腺摘出術を施行する必要がある。

同様に米国の試験、前立腺癌治療介入に対する無治療観察試験（PIVOT*）では低リスクの前立腺癌患者が多く組み入れられていて、その結果は平均10年の追跡では全生存率に差は認められなかったが、根治的前立腺摘出術で治療された高リスク癌の患者の前立腺癌死の60％減少がみられた。しかし、この試験は症例数が少ないことや前立腺とは無関係の原因による過度の死亡率を導く重大な合併症を有する患者の多さが批判されている。

手術は高リスク前立腺癌に対しても、特に臨床的に前立腺に限局していれば有効である。T3前立腺癌の症例では、癌が十分に切除されれば手術は適切である。術後の放射線療法を含む多様な方法が考慮されるべきである。手術後に被膜外浸潤、精嚢浸潤や断端陽性のような異常な病理学的所見を呈する患者は前立腺床への放射線照射と、しばしばアンドロゲン遮断の併用で治療される。この点は3つの無作為化試験で無治療群と比較して52％までPSA再発のリスクを減少させ、生存率を改善することが示されている。早期のサルベージ（救済）放射線療法は術後照射と同等かどうか答えが出ていない。そして、サルベージ（救済）放射線療法はこれらの患者には選択の1つとして残る（第Ⅵ章を参照のこと）。

ハイリスク前立腺癌で根治的前立腺摘出術を受けた患者は所属リンパ節を含む拡大前立腺郭清術が考えられるべきである。この戦略はより正確に患者の病期を決め、最良の予測、術後治療の設定を可能にする。また、生存率の改善と同じく癌の再発と進展を減少させる。

* PIVOT試験：Prostate Cancer Intervention Versus Observation Trial

根治的前立腺摘出術前に術前ホルモン療法。臨床試験はPSAレベル、前立腺体積、腫瘍容積の減少、そして陽性切除断端の低下を証明している。しかし、癌の再発と生存において何ら利益をもたらせないことが認められ、この治療は今日でも研究対象になっている。

ロボット支援根治的前立腺摘出術（RARP*）はますます採用されてきている（図5.2）。最近の体系的調査とメタ分析はRARPと開放性根治的前立腺摘出術との間に腫瘍学的制御の結果に違いがないことを示している。しかし、12ヵ月での尿失禁と勃起機能はたぶん僅かの差でRARPが優れている。手術時間は通常ある程度長いが、出血と入院期間は有意に減少し術後の回復も早い。10倍以上の倍率のレンズと精密な器具によりこれらの違いが生まれる。そして、手術を容易に実施することが可能となり、患者はすぐに仕事に戻ることができる。

* RARP：Robotic-assisted radical prostatectomy

放射線療法

体外照射法は限局性と局所進展前立腺癌の治療に広く応用されている。合併症や癌が前立腺

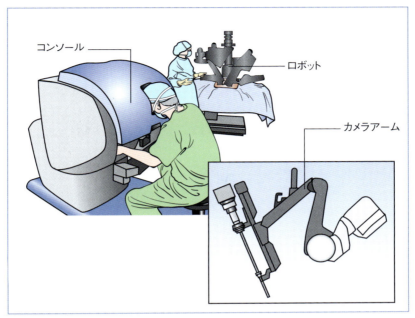

図 5.2 da Vinci（ダビンチ）サージカルシステムを用いたロボット支援根治的前立腺摘出術。

表 5.6　体外照射法の選択基準
● 前立腺癌の組織学的根拠
● 限局した局所疾患
● 治癒を図る潜在的な有益性が十分にある期待余命
● 下部尿路障害が存在しない（特に尿路閉塞）
● 大腸直腸疾患が存在しない

被膜に広がっている証拠のために手術が困難である患者に特に利益をもたらす。放射線療法に適する患者の基準が表 5.6 に示されている。治療には、3 次元放射線治療あるいは強度変調放射線療法（IMRT*）コースで一般的に 7.5 週間になる。

　主要な副作用は、治療の結果として起こる膀胱、尿道、直腸への変化による。短期間では、前立腺への放射線治療は頻尿、排尿時痛、下痢、直腸炎、倦怠感などの原因となる。より長い期間の後では、頻尿と出血が生じ、それは 2〜3％ の患者に劇症型で起こる。直腸障害は便意切迫感、頻回の便意、テネスムス、出血からなる。また、6〜8 ヵ月を超えてくると徐々に陰茎海綿体へ血液を供給する神経血管束への損傷による勃起不全が起こる。放射線療法の普及への最近の進歩はイメージガイド下放射線治療（IGRT**）を含み、それは"抵当"としてゴールドシードをマーカーとして前立腺内に埋め込み、一日一日と放射線治療の線量を集束させ、

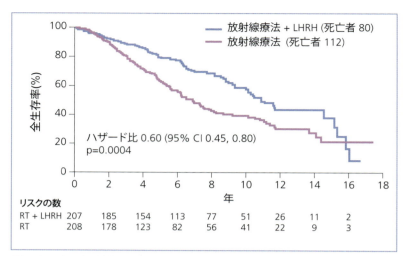

図 5.3　高い転移性リスクをもった患者を含む無作為化臨床試験において、外照射法後 3 年間とその後引き続き黄体形成ホルモン放出ホルモン（LHRH）アゴニストの追加は 10 年間追跡で全生存率を改善した。Bolla ら、2010 より改変。

それによって標的臓器に放射線量を集中増加し、周辺臓器への傷害を減ずることができる。

　多くの試験が放射線量を 74Gy（グレイ）以上まで増量されれば、中等度および高リスクの前立腺癌患者に最良の癌コントロールができることを示している。IMRT の登場により周辺臓器に放射線を散乱することなく非常に正確に前立腺に焦点を合わせることができるようになった。その結果として、局所傷害を重症化することなく高線量が与えられる。放射線治療の利点と欠点が表 5.5 に要約されている。そして、根治的前立腺摘出術と密封小線源療法が比較されている。

　外照射療法のみで、サイズ縮小目的のホルモン療法を事前に行わない方法は、特に中等度や高リスクの患者には最早推奨されない。黄体ホルモン放出ホルモン（LHRH）アナログや抗アンドロゲン剤で腫瘍量体積を削減により放射線による癌細胞死への感受性を増すことになる。この到達法が無作為化試験で確証された。そのなかで、非再発率、全生存率共に有意に改善することが証明されてきた。

　米国の試験で、治療後ホルモン療法の追加は 10 年全生存率を 39.8％から 58.1％まで改善した。放射線療法とアンドロゲン遮断療法の併用により、前立腺癌の 10 年死亡率は 30.4％から 10.3％まで減少し、併用療法が勝っていた（図 5.3）。同様の改善は他の北米での試験でも認められている。高リスク疾患で、外照射療法を行った全ての患者の治療にホルモン療法を追加することは、今日、標準的手技である。

＊IMRT：Intensity-modulated radiotherapy、＊＊IGRT：Image-guided radiotherapy

　サイバーナイフ（Cyber knife）定位（身体）放射線治療措置（SRBT＊）はコンピューター

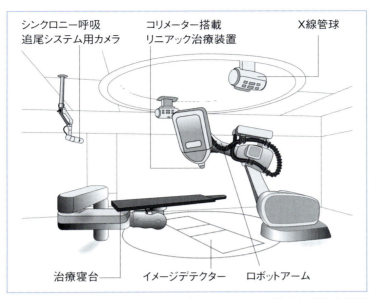

図5.4 サイバーナイフ治療デリバリーシステム。強力な解像力が標的となる腫瘍に高いエネルギー照射を正確に行うことができる。

上に作成された画像に基づいておよそ1,200ビームの高エネルギーを腫瘍に集束させる(図5.4)。それは前立腺の動きを修正することができるので周囲組織への照射を減らす助けとなる。早期限局性前立腺癌患者にサイバーナイフの使用を支持する根拠が構築されてきている。一方、中等度リスク癌の患者にも役割を果たすとの早期の成績がある。

患者は治療期間が短く、通常1週間のみであることを有難く感じている。しかし、サイバーナイフが確立した治療になる前に長期間追跡した成績が求められる。

*SRBT:Stereotactic body radiation therapy

低線量シード密封小線源療法*はヨード125あるいはパラジウム103のどちらかのシードが経会陰式にグリッドテンプレートを用い、経直腸的超音波検査(TRUS)下に前立腺に永久に埋め込まれる(図5.5)。患者選択の基準が表5.7に与えられている。シード密封療法の結果は、低リスク患者(PSA < 10ng/mL、グリソンスコア< 7、そして≤ cT2b)10年で根治的前立腺摘出術と同等であるが、シード埋め込みの精度に高く依存する。中等度リスクの患者では結果は不良であるが、10年間の非再発率は約66%である。

この治療法は特に米国において普及している。なぜなら、死亡率が低いことや、副作用が体外照射のそれと同じであるからである。しかし、前立腺腫大のため排尿困難を生じるかもしれない。概して、密封小線源療法は、50cm^{3}以上の体積の前立腺や膀胱出口部閉塞の高度の患者には適さない。その理由は、これらの状態ではシードを刺入するのが困難であるためだ。以前に経尿道的前立腺切除術(TURP)を行っていることもシードを正確に埋め込むことが困難で

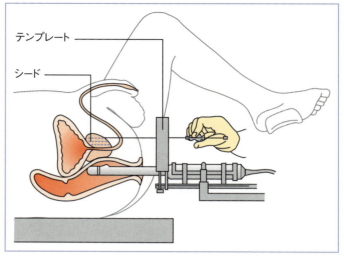

図5.5　密封小線源療法を示す。

表5.7　低線量シード密封療法の選択基準

- 前立腺癌の組織学的根拠
- 臨床的限局性疾患（T1またはT2）
- 低いPSA（なるべくなら＜10ng/mL）
- 低い〜中等度のグリソンスコア（2〜6）が望ましい
- 前立腺容積が大きくない（＜50cm³）
- 軽度の閉塞性尿路症状
- 以前に経尿道的前立腺切除術を行っていない（TURP）

あるので本法は禁忌である。

*低線量シード密封小線源療法：Low-dose seed brachytherapy

　高線量率密封小線源療法*は比較的新しい治療で、会陰部を通して刺入された針より前立腺に高放射能のイリジウムで照射される（図5.6）。低線量シード密封小線源療法以上に数多くの利点がある。

- 治療時間が短い
- 大変高線量を通常の方法で前立腺に当てることができる（＞96Gy）
- ニードルの挿入後に線量計測が決定され、それによって線量がより均一となる
- 高線量のイリジウム照射は急速に成長する腫瘍をより効果的に死滅する

　高線量（HDR）率密封小線源療法は単独療法として、あるいは体外照射と併用で前立腺に追加照射として行われる。中等度と高リスク癌に後者の併用療法の結果は極めて良好である。

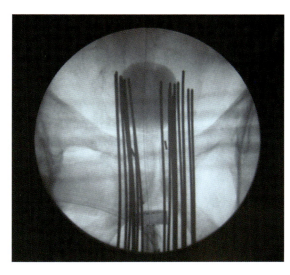

図 5.6　高線量密封療法で治療された患者のX線像。ニードルが前立腺に挿入されカテーテル内のバルーンが造影剤で満たされている。

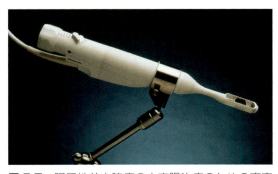

図 5.7　限局性前立腺癌の内直腸治療のための高密度焦点超音波治療法（HIFU）プローブを示す。

　10年無病生存率はおよそ69％で、癌特異的生存率は93％である。単独療法としてのHDR密封療法はシードを用いた密封小線源療法の代替として使われる。唯一早期の結果だけであるが、癌コントロールの成果は同等である。ただし、HDR密封小線源療法の方が副作用はより少ない。

　＊高線量率密封小線源療法：High-dose rate brachytherapy

　生活の質（QOL）について、手術、体外照射、あるいは密封小線源療法を受けた患者について調査した結果は、これらの治療法の間に全体として違いは極めて僅かであった。

　経過観察（Watchful Waiting：WW）＊または待期療法は監視待期療法である積極的監視療法とは異なるものであり、高齢で期待余命が短く、前立腺癌が生命を短くさせることのない患者が対象となる。これらの患者はカウンセリングが必要で、定期的な臨床検査の検討とPSA値の測定が行われる。疾患の進行が確認された時は、治癒（根治）的治療の代わりに、緩和的なアンドロゲン遮断療法が開始される。これは死亡するまで続けられる。最近のメタ解析では、

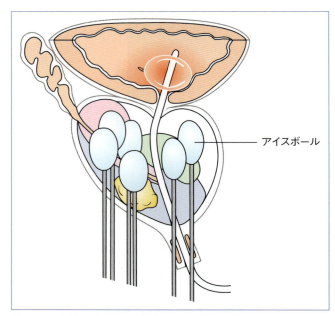

図5.8 凍結療法では、凍結されたプローブが超音波ガイド下に前立腺内に挿入される。液体窒素がプローブを通して循環し、アイスボールを作る。それが前立腺組織を破壊する。尿道はカテーテルを通じて暖めることによって防御されている。

経過観察の間に転移性疾患に進展するのは攻撃的腫瘍（グリソンスコア7〜10）の患者で年に13.5％に比べて、高分化腫瘍（グリソンスコア2〜4）の患者では年に2.1％であったと報告されている。別の試験では、経過観察（待期療法）で治療されていた低いグレード腫瘍の患者は10年で92％の疾患特異的生存率であり、他の比較では中等度と高いグレード腫瘍でそれぞれ76％と43％であった。

　高リスク前立腺癌患者は前立腺癌特異的死亡率の高いリスクに遭う。しかし、重大な合併症が存在するなら、経過観察はいまでも最も適切な治療選択であろう。なぜなら、合併症自体で死亡することが頻繁にあるからである。患者と近親者は経過観察を選択する意味について十分に説明を受けて置くべきである。これらの患者ではPSA値が注意深く監視され、症候上の治療が適当に行われるべきである。
*「注意深い経過観察」と呼ばれることもある。

　高密度焦点超音波療法（HIFU*）の技術が限局性前立腺癌を治療するために発達してきた。HIFU用のプローブを経直腸的に前立腺に当て、焦点とする組織を破壊する（図5.7）。早期の結果は約束されている。ある試験では、低リスク疾患患者の約4分の3が5年間の追跡で「疾患なし」であったと報告されている。HIFUはまた放射線療法後の再発癌の治療にも使われる。この方法は、特に尿失禁と尿路の瘻孔形成の合併症がトラブルとなり、解決するのは困難であるので、現在は実験的としてみなすべきである。この治療の信頼性と恒久性についてはいまだ

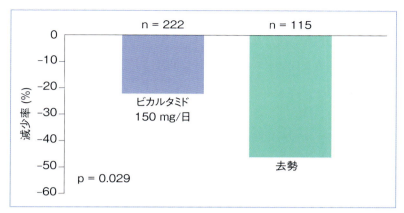

図 5.9　M0 患者にビカルタミド、150mg/ 日を 12 ヵ月治療した場合、対する去勢術後の性的関心における基準からの低下率。Iversen P, Eur Urol 1996；36（suppl 2）：20-6 より改変。

不確実である。

* HIFU：High-intensity focused ultrasound

　凍結療法（Cryoablation）。凍結温度が前立腺組織を破壊するために使われてきた。TRUS ガイド下に、何本もの凍結したプローブが会陰部を通して前立腺に挿入される（図 5.8）。液体窒素がその時にプローブを経て循環し、約 −180℃ の温度の"アイスボール"を作り、細胞膜を崩壊する。それによって周辺組織を破壊する。尿道はカテーテルを通して温められた水（44℃）を循環して防御されている。ある試験は、根治的前立腺摘出術が行われた結果と同等であると報告しているが、他の試験では、直腸や尿道損傷のような合併症の無視できない発症頻度を報告している。長期間でない無作為化対照試験が凍結療法とより確立された治療の比較を行っている。その結果、治療は放射線療法後の再発患者にもっと応用されるかもしれないが、前立腺直腸瘻孔が問題として残る。

　ホルモン療法単独。ホルモン療法のすべての議論は第Ⅶ章で行われている。局所進行癌（T3 または T4 前立腺癌）に通常行われるホルモン除去療法は LHRH アノログのデポ製剤が使われる。その際、抗アンドロゲン剤が先行して使われるか、あるいは少なくとも 2 〜 6 週間併用される。そして、時々その後も 3 年の期間まで継続される。

　抗アンドロゲン剤による単独療法。抗アンドロゲン剤であるビカルタミド、150mg/ 日による単独療法は、精巣摘出術あるいは LHRH アナログのいずれかによる去勢治療と同じく局所進行癌をコントロールできる点で効果的であることが示されている。加えて、平均 7.4 年の追跡をした大規模な国際的無作為化試験では、ビカルタミド、150mg/ 日の治療後投与と局所進行癌に対する標準的治療（例：手術、放射線療法や経過観察）の組み合わせは、プラセボと標準治療の組み合わせに比べて 31％ まで他覚的進展を有意に減少させた。35％ の生存上の利益

が放射線療法治療後ビカルタミド投与を行った患者で観察された。抗アンドロゲン剤を使用する有利な点は性的関心と機能が保たれることである（図5.9）。若い患者達は彼らの生活の重要な部分に影響の少ない治療を選択する。ただし、彼らには女性化乳房が起こることが警告されなければならない。病状が進行した場合には、LHRHアナログによる治療は有益な効果を認める。

局所合併症の管理。局所進行前立腺癌はいくつかの泌尿器科的緊急性の内どれかの原因となる。急性あるいは慢性尿閉はTURPの適応となる。この手技では尿失禁を起こさないよう注意が払われなければならない。なぜなら、腫瘍によって正常な目印が歪められるからである。アンドロゲン遮断療法の間、一定期間のカテーテル留置が手術前に適応となる。

リンパ節の腫大により膀胱—尿管移行部あるいは骨盤つば（骨盤上口）のいずれかで両側尿管閉塞により生ずる無尿は、腎瘻チューブの挿入やダブルピッグテイルステントの留置、引き続き外照射を必要とする。

腫瘍からの出血はしばしば血尿と血塊による尿閉（膀胱タンポナーデ）を突然引き起こす。そこで、膀胱から洗い流すため洗浄を要し、時々、ジアテルミー療法（熱透過法）や出血している腫瘍血管を塞栓することさえ必要になる。

●キーポイント—限局性と高リスク疾患の管理●

- 限局性前立腺癌の治療は論争中である。
- 非常に低い、そして低いリスク疾患に対して積極的監視の応用が広がっている。
- 積極的監視で管理されている患者のおよそ3分の1は治癒（根治）的治療を受けている。
- 根治的前立腺摘出術はたぶん長期間にわたり治癒の状態を保つ見通しが立つが、性機能障害と尿失禁の不利益を導く。
- 高リスク癌の症例では、多様な様式の治療法の1つとして手術が考えられる。
- 外照射法は治癒的であるが、直腸と膀胱の合併症とかなり関係する。
- 密封小線源療法は高リスク患者には外照射と併用される。
- 外照射法とホルモン療法の治療は放射線療法単独より一層効果的である。
- MRIによる局所の病期診断（ステージング）は中等度や高リスク前立腺癌の患者には助けとなる。
- 大規模国際的試験では、抗アンドロゲンのビカルタミド、150mg/日で治療中、31％まで他覚的症状の悪化を減少した。ただし、女性化乳房は一般的である。

◆ **主要文献** ◆

Albertsen PC, Hanley JA, Fine J. 20-year outcomes following conservative management of clinically localized prostate cancer. *JAMA* 2005;293:2095-101.

Bill-Axelson A, Holmberg L, Ruutu M et al. Radical prostatectomy versus watchful waiting in early prostate cancer. *N Engl J Med* 2005;352:1977-84.

Bolla M, Van Tienhoven G, Warde P et al. External irradiation with or without long-term androgen suppression for prostate cancer with high metastatic risk:10-year results of an EORTC randomised study. *Lancet Oncol* 2010;11:1066-73.

D'Amico AV, Chen MH, Renshaw AA et al. Androgen suppression and radiation vs radiation alone for prostate cancer:a randomized trial. *JAMA* 2008;299:289-95.

D'Amico AV, Denham JW, Bolla M et al. Short- vs long-term androgen suppression plus external beam radiation therapy and survival in men of advanced age with node-negative high-risk adenocarcinoma of the prostate. *Cancer* 2007;109:2004-10.

Holmberg L, Bill-Axelson A, Helgesen F et al. A randomized trial comparing radical prostatectomy with watchful waiting in early prostate cancer. *N Engl J Med* 2002;347:781-9.

Klotz L, Zhang L, Lam A et al. Clinical results of long-term follow-up of a large, active surveillance cohort with localized prostate cancer. *J Clin Oncol* 2010;28:126-31.

Stephenson AJ, Scardino PT, Kattan MW et al. Predicting the outcome of salvage radiation therapy for recurrent prostate cancer after radical prostatectomy. *J Clin Oncol* 2007;25:2035-41.

Thompson IM, Tangen CM, Paradelo J et al. Adjuvant radiotherapy for pathological T3N0M0 prostate cancer significantly reduces risk of metastases and improves survival:long-term followup of a randomized clinical trial. *J Urol* 2009;181:956-62.

Uchida T, Ohkusa H, Yamashita H et al. Five years experience of transrectal high-intensity focused ultrasound using the Sonablate device in the treatment of localized prostate cancer. Int *J Urol* 2006;13:228-33.

Wilt TJ, Brawer MK, Jones KM et al. Radical prostatectomy versus observation for localized prostate cancer. *N Engl J Med* 2012;367:203-13.

第VI章 初期治療後の再発を管理する

初期治療—手術や放射線治療—の後の再発は前立腺特異抗原（PSA）の上昇として通常明らかになる。直腸診、CTスキャン、MRIそして骨スキャンは次の段階であるが、PSAレベルが有意に上がらない限り、これらの検査は特別な意義をもたない。プロスタシントスキャン、それは前立腺特異的膜抗原に対するラジオイムノアッセイであるが、他の方法で検出できない転移の部位を表すことができるかもしれないが、時々偽陽性を示す。いまだ研究中として調査が進められている。陽電子放射断層撮影（PET）/CTスキャンはもっと情報量は多いだろう（46ページ参照）。

前立腺摘出術後の再発

根治的前立腺摘出術を施行した患者の内、15～46％は最終的にPSAにおける術後上昇の形で前立腺癌の再発が生じる。再発のリスク要因としては次のものを含む：

- 切除断端陽性
- 被膜外浸潤
- 精嚢浸潤
- 手術時リンパ節転移

前立腺摘出後、PSAレベルは0.1mg/mL以下まで確実に低下する。癌の再発を示すため推奨されているカットオフ値は0.2ng/mLから0.5ng/mLの幅である。もしPSAレベルが術後6ヵ月以内にこのレベル以下に低下しなければ全身疾患の可能性を考えるべきである。

一旦、PSAがカットオフレベル以上で上昇を続ける場合には前立腺癌の再発は確実である。しかし、転移と死亡までの期間はさまざまで、しばしば長期間に亘る。平均的にPSA再発の患者は8年を過ぎると転移が現れ、その後5年で死亡する。前立腺癌の再発が実際にどの程度の速度で進行するのかを決める多くの要因がある。

- 前立腺摘出術後の再発までの期間、再発までの期間が短いほどより早く疾患は進行する
- PSAが2倍になるまでの期間が3ヵ月以下の倍加時間は転移と死亡までのより短い期間と関係する
- グリソンスコア

前立腺癌がPSAレベルのみで再発した時、再発が局所（前立腺床内）であるのか、あるいは全身（転移）であるのか分からない。いくつかの要因が局所再発か、全身疾患かを推定するのに助けとなる（表6.1）。

PSA再発の管理は多くの選択により成り立っている。それらには経過観察、サルベージ（救

表 6.1　根治的前立腺摘出後、局所的あるいは全身的再発を予測する PSA と病理学的変数

変数	局所再発	全身的再発
グリソンスコア	≤7	>7
リンパ節浸潤	なし	あり
PSA 倍加時間	>12ヵ月	<3ヵ月
精嚢浸潤	なし	あり
PSA 再発までの時間	>1年	<1年

済）放射線療法とホルモン療法を含んでいる。

　経過観察（Watchful Waiting） は限られた期待余命や早い時期の基準によって疾患進行の見込みが低いと判断された患者には理想的である。平均的な患者では、PSA 上昇後 8 年までは転移が生じず、その 5 年後に死亡することを思い起こすべきである。

　サルベージ（救済）放射線療法 は前立腺床に残存する可能性の高い担癌ための治癒目的の治療である。グリソンスコアが 7 あるいはそれより低く、照射前 PSA 値が 1.0ng/mL、切除断端陽性、そして倍加時間が 10ヵ月以上の患者で良い結果が得られている。サルベージ照射の有効性は改善しており、特にアンドロゲン遮断療法との併用で 60～90％の患者が測定感度以下に達する。

　副作用は性機能の喪失、膀胱頸部硬化症、直腸炎である。抗アンドロゲン剤あるいは黄体形成ホルモン放出ホルモン（LHRH）アナログによるアンドロゲン遮断療法は放射線治療の効果を増強させるために次第に使用されてきており、12～24ヵ月持続可能である。

　ホルモン療法 は PSA が進行性に上昇する患者と、孤立した局所再発でない状態の患者のために留保される。全身疾患と思われるこれらの患者において、ホルモン療法の開始のタイミングは論争中で結論が出ていない。無症状で PSA が上昇した患者に早期に開始したホルモン療法で骨転移の進展を遅らせたとの証拠がある。しかし、生存率を改善したことを明白には示していない。ホルモン療法に関するより詳細な情報については第Ⅶ章を参照のこと。

放射線療法後の再発

　放射線療法後の再発の定義は手術後のそれより簡明ではない。放射線治療後、PSA は測定感度レベル、通常 1.0ng/mL 以下の最低値（ナディアレベル）に達するまで 12～24ヵ月以上かけてゆっくりと下降する。加えて、およそ 30％の患者が一過性に上昇する（バウンスと称す）。さらに事柄を複雑にしているのは、照射後にホルモン療法がしばしば適用され、それによって PSA が抑制されるが、一旦中止するとテストステロンレベルの上昇とともに PSA も徐々に上

がってくる。

　最近では、放射線療法後の再発はPSAがナディアレベル＋（プラス）2ng/mLに達した時として定義されている。PSA再発の自然経過は手術を受けた患者と同じように放射線治療を受けた患者においても明らかでない。はっきりしていることはPSA倍加時間が転移性疾患の最善の予測因子であり、実際に3ヵ月以下のPSA倍加時間は大変高い死亡リスクと関係している。

　PSA再発が明らかになると、患者個人の環境や期待度に基づいて詳細な検査により癌が前立腺内にとどまっているか、全身性か、あるいは両方かを決定する。プロスタシントスキャン―それはいまだ実験段階と考えられている―が骨スキャン、CT、MRIによる病期診断に加えて実施可能である。Choline PET/CTスキャンは再発の局在を描出できるだろう。局所疾患にサルベージ療法が考慮されれば前立腺の再生検が実施されるが、結果はしばしば陰性である。

　治療にはいくつかの選択肢がある。経過観察は限られた期待余命と癌の進行が緩徐である患者に適応となる。サルベージ前立腺摘出術は前立腺に限局した癌患者のための選択肢であるが、放射線治療を行っていない患者よりも相当困難であり、副作用の頻度も有意に高い。凍結療法と高密度焦点超音波療法（HIFU）治療も選択肢となるが、合併症の重大なリスクを導く。ホルモン療法は孤立した局所疾患でない患者に適用となる。前立腺摘出術後にホルモン療法を行う時と同じく、放射線治療後の再発に対してホルモン療法のタイミングは議論の最中にある。

●キーポイント―初期治療後の再発を管理する●

- PSAレベルは前立腺摘出後、確実に0.1ng/mLまで下降する。
- 前立腺摘出術後の再発は一般的にPSAが0.2ng/mL以上で上昇傾向の場合と定義される。
- 放射線治療後の再発は通常PSAがナディアレベルに2ng/mLを加えた値に達した時と定義される。
- 患者を平均すると、転移はPSA上昇が検出された後8年までに転移はみられない。そこで、経過観察が再発を伴うある患者には適切な選択である。
- 前立腺摘出術後に局所疾患の高い患者にはサルベージ放射線療法が行われる。
- 放射線療法後、前立腺内に再発がみられる患者は根治的前立腺摘出術、HIFU、凍結療法のようなサルベージ療法が行われる。しかし、これらは副作用のリスクを伴う。
- 初期治療後のPSAの上昇傾向は顕微鏡的疾患の存在を示唆するので、ホルモン療法で治療されるべきであるが、治療のタイミングは議論の余地がある。
- 最善の治療選択肢の情報を私達に与える臨床試験のより多くの証拠が求められている。

◆ 主要文献 ◆

Bianco FJ Jr, Scardino PT, Stephenson AJ et al. Long-term oncologic results of salvage radical prostatectomy for locally recurrent prostate cancer after radiotherapy. *Int J Radiat Oncol Biol Phys* 2005;62:448-53.

D'Amico AV, Moul J, Carroll PR et al. Prostate specific antigen doubling time as a surrogate end point for prostate cancer specific mortality following radical prostatectomy or radiation therapy. *J Urol* 2004;172:S42-6.

Freedland SJ, Humphreys EB, Mangold LA et al. Risk of prostate cancer-specific mortality following biochemical recurrence after radical prostatectomy. *JAMA* 2005;294:433-9.

Pound CR, Partin AW, Eisenberger MA et al. Natural history of progression after PSA elevation following radical prostatectomy. *JAMA* 1999;281:1591-7.

Roach M 3rd, Hanks G, Thames H Jr et al. Defining biochemical failure following radiotherapy with or without hormonal therapy in men with clinically localized prostate cancer: recommendations of the RTOG-ASTRO Phoenix Consensus Conference. *Int J Radiat Oncol Biol Phys* 2006;65:965-74.

Stephenson AJ, Scardino PT, Kattan MW et al. Predicting the outcome of salvage radiation therapy for recurrent prostate cancer after radical prostatectomy. *J Clin Oncol* 2007;25:2035-41.

Stephenson AJ, Shariat SF, Zelefsky MJ et al. Salvage radiotherapy for recurrent prostate cancer after radical prostatectomy. *JAMA* 2004;291:1325-32.

Thompson IM, Tangen CM, Paradelo J et al. Adjuvant radiotherapy for pathological T3N0M0 prostate cancer significantly reduces risk of metastases and improves survival: long-term followup of a randomized clinical trial. *J Urol* 2009;181:956-62.

Trock BJ, Han M, Freedland SJ et al. Prostate-specific survival following salvage radiotherapy vs observation in men with biochemical recurrence after radical prostatectomy. *JAMA* 2008;299:2760-9.

Van der Kwast TH, Bolla M, Van Poppel H et al. Identification of patients with prostate cancer who benefit from immediate postoperative radiotherapy: EORTC 22911. *J Clin Oncol* 2007;25:4178-86.

第 VII 章

転移性前立腺癌の管理

前立腺癌をより早く発見する方向を目指す趨勢にあるが、世界中の多くの人達が転移性疾患をいまだに患っている。前立腺特異抗原（PSA）テストが広く使われていない国では、患者の約30％は局所疾患で、40％は局所進行性疾患、残り30％が転移を認めた。限局性あるいは局所進行性疾患とは対照的に、転移性前立腺癌は高い死亡率と関連し、5年以内でおよそ70％である。アンドロゲン遮断療法、それは治療の大黒柱になっており、腫瘍内ジヒドロテストステロン（DHT）濃度を70～80％まで効果的に減らすことができる。その結果、アンドロゲン受容体刺激が低下して前立腺癌にアポトーシスが増強する（表7.1）。アンドロゲン遮断療法は去勢術あるいは黄体形成ホルモン放出ホルモン（LHRH）アナログ／アンタゴニストにより達成される。そして、抗アンドロゲン剤を加えること（最大アンドロゲン遮断療法）の有用性については現在も論争中である。

転移性前立腺癌の治療に重要な結果を示したいくつかの試験がこの章の最後にまとめられている（表7.4参照のこと）。

精巣摘出術

両側精巣摘出術や両側被膜下精巣摘出術は局所的、部分的、または軽い全身麻酔下に陰嚢部正中切開にて実施される（図7.1）。手技は簡単で危険はない。精巣摘出術後に起こるかもしれない主な有害事象は、血腫と創部感染のような局所の合併症である。付随するものとしては、性欲低下、勃起不全、ホットフラッシュのようなアンドロゲン遮断による全身的合併症がある（表7.2）。臨床効果（骨痛の軽減とPSA濃度の低下）は75％の患者に得られる。しかし、精

表7.1 転移性前立腺癌の治療選択

- アンドロゲン遮断療法
  - 精巣摘出術
  - LHRHアナログ
  - LHRHアンタゴニスト
- アンドロゲン遮断療法と化学療法
- 最大アンドロゲン遮断療法
- 間欠的アンドロゲン遮断療法

LHRH：黄体形成ホルモン放出ホルモン

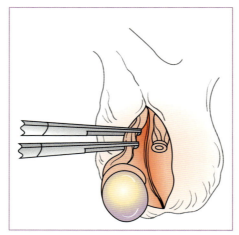

図7.1　両側の精巣摘出術は一般的に陰嚢の正中切開で施行される。

表7.2　アンドロゲン遮断療法の副作用	
● ホットフラッシュ	● 気分の変化
● 性欲減退	● 骨粗鬆症
● 無気力	● 体重増加
● 認知機能低下	● 筋力の喪失

巣摘出術の心理面と美容上への影響のため、多くの患者とその配偶者はLHRHアナログ／アンタゴニストによる非外科的治療を好む。

黄体形成ホルモン放出ホルモン（LHRH*）アナログ

　酢酸ゴセレリン、ブセレリン、リュープロレリン（酢酸リュープロライド）のようなLHRHアナログは、高い活性のLHRH（スーパーアゴニスト）である。投与後は最初に黄体形成ホルモン（LH）分泌の一過性の増加がある。それによって、テストステロン分泌の上昇、その後に脱感作（ダウンレギュレーション）によりLHとテストステロンは下降する（図7.2）。これらの薬剤は1、3あるいは6ヵ月のデポ製剤を通して皮下または筋肉内より投与される。可能性のある副作用は腫瘍の急激な増殖を意味する"フレア現象"である。それはテストステロンの最初の一過性の増加（140〜170％）の結果として、8〜32％の患者が経験する。この結果、骨痛の増強や尿流出症状の悪化、尿管狭窄が起こり、脊椎転移が刺激され、脊髄圧迫のリスクを増す。腫瘍悪化の"フレア現象"は抗アンドロゲン剤を事前に、あるいは治療中の4〜6週間を同時に投与することにより避けられる。比較研究は、再発までの時間と全生存率についてLHRHアナログで得られた反応率と精巣摘出術後のそれとは同等であったことを示している。

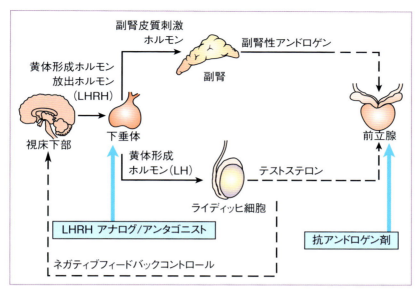

図7.2 黄体形成ホルモン放出ホルモン（LHRH）アナログは最初に黄体形成ホルモン（LH）を刺激する。それによってテストステロンが産生される（'ホルモンフレア'）が、その際に下垂体のLHRH受容体が脱感作され、LHとテストステロンレベルの低下をきたす。LHRHアンタゴニストはLHRHが下垂体LHRH受容体に自然に結合するのに競合することによりLHの放出を妨げる。これは精巣からテストステロンの急激な放出の抑制を導く。抗アンドロゲン剤は末梢性にアンドロゲン受容体上のテストステロンの作用をブロックする。ACTH：副腎皮質刺激ホルモン

これらの薬剤による治療からくるテストステロンの低下がメタボリックシンドロームの状態を生む。

*LHRH：Luteinizing hormone-releasing hormone

黄体形成ホルモン放出ホルモン（LHRH）アンタゴニスト

　純粋なLHRH（またはゴナドトロピン放出ホルモン［GnRH］）アンタゴニストが開発され評価されてきた。これらのペプチドは下垂体の受容体をブロックするLHRHアナログでみられる最初の刺激を起こすことなくLHRHの分泌を阻害する。それによってテストステロンにおける波動（サージ）によるフレア現象とは無関係となる。LHRHアンタゴニスト、アバレリクスは、デガレリクスの結果のように（図7.3）、ホルモン感受性前立腺癌の患者を含む比較対照臨床試験において陽性結果が示されている。フレア現象がなくテストステロンの急激な低下が2つのアンタゴニストで達成された。これはLHRHアナログの投与では顕著なフレア現象がみられるのと比較される。PSAは2つの薬剤で急激に減少し、その効果は長期間持続する。

　アバレリクスはしばしば過敏症と関係するが、デガレリクスは滅多にこの問題は起こさない。LHRHアンタゴニストは特に骨転移、脊髄圧迫や膀胱頸部硬化症のある患者に有益である。

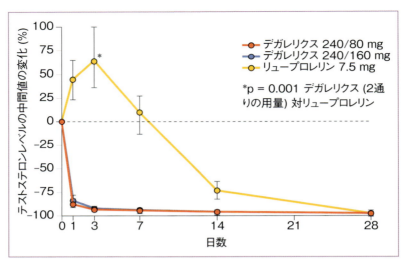

図 7.3　テストステロンレベル上の黄体形成ホルモン放出ホルモン（LHRH）アンタゴニストの影響。デガレリクスを 240mg の用量で開始し、80mg あるいは 160mg を維持量として月 1 回投与で続けると、リュープロレリンを月 1 回の標準量 7.5mg より急速に血清テストステロンは低下する。この第Ⅲ相試験では 610 人の前立腺癌患者（あらゆる病期）を含む。Klotz ら、2008 より許可を得て改変。

それらの患者にとってテストステロン"サージ"がなく、迅速な腫瘍コントロールは大切である。加えて、潜在的な利益は間欠的ホルモン療法を受けている患者にある。それらの患者では、薬剤の中止後に LHRH 受容体機能の急速な回復に付随してテストステロンの迅速な回復がみられる。最近、LHRH アゴニストは心血管系副作用のリスクを低減できることが示唆されている。

抗アンドロゲン剤

　抗アンドロゲン剤は錠剤の形で処方され、血中を循環しているアンドロゲンレベルを変えることはない。代わりに、それらはアンドロゲン受容体とテストステロンや DHT と結合するのを阻害する。これらの薬剤には 2 つのクラスがある。

- ステロイド性抗アンドロゲン剤（例：シプロテロン酸）もまた中枢性のテストステロン低下作用を有し、効果はないが去勢術の代わりに単独治療として用いられる
- 非ステロイド性抗アンドロゲン剤はアンドロゲン受容体のみを阻害する。それらは LHRH アナログで治療された患者の結果に劣っているので、転移性疾患に単独で使用されるべきではない

最大アンドロゲン遮断療法（MAB*）

精巣摘出術と LHRH 治療のいずれも患者の 70 〜 80％に劇的な初回反応を示すが、寛解状

態は通常長期間維持されない。アンドロゲン非依存性癌細胞クローンが選択され、そのために腫瘍再発までの平均期間は18ヵ月より短く、平均全生存期間は28〜36ヵ月である。この予後不良となる1つの要因は、持続する副腎性アンドロゲンの分泌である。副腎性アンドロゲンが前立腺のなかで全アンドロゲン濃度の15〜20％までを占めるという根拠がある。これが'最大アンドロゲン遮断療法'の概念を導いている。そのなかで、精巣摘出術あるいはLHRH治療によるアンドロゲン遮断は前立腺の副腎性アンドロゲンの影響をブロックするために抗アンドロゲン剤を併用する。

　LHRHアナログと抗アンドロゲン剤の併用による最大アンドロゲン遮断療法はLHRHアナログ単独または精巣摘出術のいずれかと比較して、生存の改善がみられたことがいくつかの試験で示されている。しかし、他の試験では腫瘍の進行と生存に有意な改善を認めていない。そして、すべての試験のメタ解析は併用療法の利益は少ないか全くないことを証明している。この差異は一緒に評価されているステロイド性と非ステロイド性抗アンドロゲンからも起こるかもしれない。非ステロイド性抗アンドロゲン剤と併用療法のサブグループ解析では、単独療法に比べて併用療法で生存に2.9％の小さなプラス効果が示された。

　加えて、最大アンドロゲン遮断は少なくとも良好な活動状態（PS**）にあるサブグループ（例えば、彼ら自身で具合が良いとしている患者）と比較的限られた転移病巣を有するサブグループで単独療法を越える僅かの利益を得る。それゆえ、そのような治療は若く、ある合併症のためよりむしろ前立腺癌そのもので死亡する可能性のある選ばれた患者に考慮されるべきである。しかし、比較的少ない利益を得るために支払われる費用の増大と抗アンドロゲン剤に伴う頻度は少ないが有意な副作用の発現を比較考量する必要がある。

　ホルモン療法の開始時期については、活発な議論の対象となってきた。現在、症状発現の前に早めの治療介入が支持されているため根拠がある。その根拠とは、1mgのジエチルスチルベストロール（DES）で治療された患者が生存の利益を得た米国の協同試験とその結果の再解析に基づいている。英国の医学研究審議会試験（MRC［UK］***）とは、診断された段階で去勢術により治療された局所進行あるいは転移性疾患の患者は遅延治療を受けた患者より良好な結果を得たことを示している（図7.4、表7.3）。そして、Messingらにより報告された米国試験は、遅延ホルモン療法で治療された骨盤リンパ節転移のある患者は、即時アンドロゲン除去療法を受けた患者と比較して前立腺癌による死亡が数倍増加したことを証明した。

　局所進行または転移性疾患の患者に早期にホルモン療法を開始することは生存率を改善し、合併症を減らすことは明らかである。PSA上昇が転移からきていると予測されても、目立った転移がない状態で手術や放射線療法で最初の治療された後に、PSAの上昇がみられた患者にどれだけ早くホルモン療法を開始すべきかについてはいまだ明確ではない。しかしながら、ホルモン療法の即時治療は骨粗鬆症のような副作用のリスクを増加する点を肝に銘じるべきで

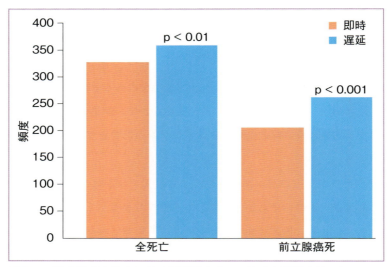

図 7.4　進行性前立腺癌に対する即時ホルモン治療と遅延療法。Medical Research Council Prostate Cancer Working Party Investigators Group、Br J Urol 1997：79：235-46 より改変。

表 7.3　即時あるいは遅延ホルモン治療に無作為化された局所進行あるいは転移性疾患患者における前立腺癌関連合併症

	即時ホルモン療法 (n = 469)	遅延ホルモン療法 (n = 465)
病的骨折	11	21
脊髄圧迫	9	23
尿管閉塞	33	55
骨以外の転移へ発展	37	55

Medical Research Council Prostate Cancer Working Party Investigators Group、1997 より改変

ある。

＊MAB：Maximal androgen blockade、＊＊PS：Performance status、＊＊＊MRC（UK）：Medical Research Council（UK）Study

間欠的ホルモン療法

　実は持続的なアンドロゲン除去療法は去勢抵抗性状態に前立腺癌を進展させる比率を増加させることが示唆されている（第Ⅷ章を参照のこと）。この理由のために、間欠的ホルモン療法の適用に注目が集まる。それはまた治療の副作用を減少させる潜在的優位性がある。このアプ

表 7.4 転移性前立腺癌の治療における重要な試験

薬物治療	対照治療	対象疾患	試験名	カギとなる結果
LHRHアゴニスト	精巣摘出術	転移性前立腺癌	Seidenfeld ら、2000	● 10の試験の体系的再検討とメタ解析 ● LHRHアゴニストは精巣摘出術と同等の生存を認めた（HR1.12 [0.91–1.39]）
最大アンドロゲン遮断療法	単独療法アンドロゲン遮断療法	転移性前立腺癌	PCCG、2000	● 27試験と8,275人のメタ解析 ● MAB（非ステロイド）で治療された患者は単独療法に対し2.9%生存率が上昇した ● 酢酸シプロテロンを用いたMABでは2.8%生存率は減少した
早期ホルモン療法	遅延ホルモン療法	局所進行性と転移性前立腺癌	TMRCPCWPIG、1997	● 938人の無作為化試験 ● 遅延群では257人が前立腺癌で死亡し、早期群では203人であった ● ステージCの患者では大きな差異がみられた ● 前立腺癌による合併症は即時群で半減した
早期ホルモン療法	遅延ホルモン療法	根治的前立腺摘出術後病理学的にリンパ節転移を認める患者	Messing ら、2006	● 98人が早期と遅延ホルモン療法に無作為化された ● 11.9年の追跡で、全生存において（HR1.84 [1.01–3.35]）、前立腺癌特異的生存において（HR 4.09 [1.76–9.49]）と有意であった
間欠的ホルモン療法	持続的ホルモン療法	放射線療法後にPSAの上昇がみられた患者	Crook ら、2012	● 1,386人が間欠的と持続的ホルモン療法に無作為化された ● 間欠的：QOLに有意な利益を認める ● 間欠的で8.8年、対して持続的で9.1年の平均的生存期間であった（有意差なし）
間欠的ホルモン療法	持続的ホルモン療法	転移性前立腺癌	Hussain ら、2013	● 1,535人が間欠的と持続的ホルモン療法に無作為化された ● 平均9.8年の追跡で、生存期間は間欠群で5.1年、持続的群では5.8年であった（HR1.1 [0.99–1.23]） ● 間欠的：精神的機能と勃起機能に有意な改善を認めた

Seidenfeld J ら、Ann Internal Med 2000；132：566-77. PCTCG：Prostate Cancer Trialists' Collaborative Group. Lancet 2000；355：1491-8. TMRCPCWPIG：The Medical Research Council Prostate Cancer Working Party Investigators Group. Br J Urol 1997；79：235-46. Messing EM ら、Lancet Oncol 2006；7：472-9. Crook JM ら、N Engl J Med 2012；367：895-903. Hussan M ら、N Engl J Med 2013；368：1314-25.
HR：ハザード比

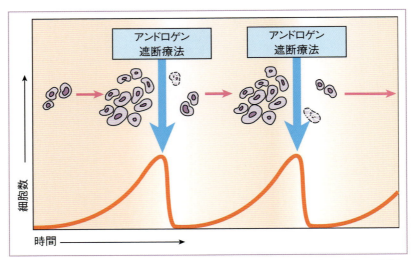

図 7.5　間欠的アンドロゲン除去療法は血清テストステロンを周期的に正常に戻すことになり、それによって萎縮細胞を刺激して次のアンドロゲン除去に感受性を与える。

ローチでは、ホルモン療法が最初に 6 〜 9 ヵ月の間行われる。間欠的療法は PSA レベルが正常化する治療に反応がみられる患者のための選択である。そして、LHRH アナログまたは LHRH アンタゴニスト治療は一時的に中断される。

　診断時、PSA 値が 20ng/mL 以下の患者で血清 PSA 濃度が治療前まで回復した時、あるいは最初の PSA 値（iPSA）が 20ng/mL 以上の患者で、この値以上に上昇した時、ホルモン療法が再開される。そのような処方は血清テストステロンを正常に回復させ、それによって萎縮した細胞を刺激し、それらの細胞のアンドロゲン遮断（除去）療法への感受性を高めることになる（図 7.5）。

　最初の刺激なしに受容体をブロックする純粋な LHRH アンタゴニストの使用は、フレア現象の不在、治療の中止後のテストステロンの急激な回復の可能性を備えていることに利点がある。間欠的治療に関するいくつかの試験では、去勢抵抗性の証拠が現れる前に 5 回までの治療サイクルが行われている。そして、この期間中、患者は約 50％の治療中断期間を過ごすことになる。

　進行前立腺癌患者における間欠的療法と持続的療法を比較した 2 つの無作為化試験が公表されている。放射線治療が無効後に PSA が上昇した 1,386 人の患者を含んだカナダからの最初の試験では、持続的療法と間欠的ホルモン療法に無作為化された。2 つの群の間に生存において差はなかった。そして、患者はおよそ 9 年間生存した。ところが、間欠的療法を受けた群は、全身倦怠、ホットフラッシュ、性欲と勃起機能など身体的機能の領域で生活の質の改善を認めた。1,535 人の転移性前立腺癌患者を持続と間欠的ホルモン療法に無作為化した米国の試験の

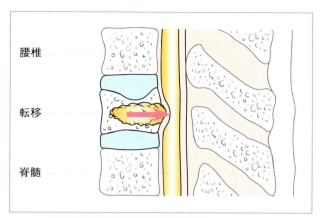

図 7.6　脊椎・転移の結果として脊髄を圧迫する。

結果は、統計学上確定的ではなかった。ただし、間欠的療法を受けた患者（5.1年）に比べて持続的療法を受けた患者（5.8年）で生存の延長傾向がみられた。間欠的療法は安全で、単純にPSAが上昇した患者に相応しいと思われる。しかし、確定された転移性疾患を有する患者には持続的治療が行われるのが最良であろう。

アンドロゲン遮断療法による有害事象の管理については第Ⅸ章を参照のこと。

アンドロゲン遮断療法と化学療法の併用

最近のCHAARTED試験*では、ホルモン感受性のある転移性前立腺癌患者790人がアンドロゲン遮断療法単独あるいは6サイクルのドセタキセルを用いた化学療法に無作為化された。併用療法を受けた患者の生存期間は、アンドロゲン遮断療法のみ受けた患者の44ヵ月に比べて中央値58ヵ月であり、全生存率で33％の改善がみられた。広い範囲の転移を有する患者が最大の恩恵を受ける。同じようなSTAMPEDE試験**で、アンドロゲン遮断療法とドセタキセルを用いた化学療法との併用療法を受けた進行性でホルモン感受性のある前立腺癌患者は、アンドロゲン遮断療法のみを受けた患者に比較して生存率に有意差が認められた。転移性前立腺癌患者のサブグループ解析では、生存率は併用療法で27％まで改善した。今日、少なくとも広範囲でホルモン感受性を残した転移性前立腺癌患者にはアンドロゲン遮断療法に加えてドセタキセルの化学療法を行うことは生存率を改善するという良い根拠がある。

*CHAARTED試験 (Chemohormonal Therapy versus Androgen Ablation Randomized Trial for Extensive Disease in Prostate Cancer)：Sweeney CJ, Chen YH, Carducci M, 他. Chemohormonal therapy in metastatic hormone-sensitive prostate cancer. N Engl J Med 2015；373：737-746.

**STAMPEDE試験 (Systemic Therapy in Advancing or Metastatic Prostate cancer：Evaluation of Drug Efficacy trial）：James ND, Sydes MR, Mason MD, 他. Docetaxel and/or zoledronic acid for hormone-naïve prostate cancer：First survival results from STAMPEDE. 2015. http://www.stampedetrial.org/PDF/STAMPEDE_2015_05_31_v1.pdf. Accessed August 10, 2015.

脊髄圧迫と病的骨折

転移性前立腺癌患者において、排尿困難を伴う場合、そうでない場合も含めて、低位の背部痛と下肢の筋力低下の突然の発症は泌尿器科的または神経学的緊急性を考慮しなければならない。病的骨折による脊髄圧迫や腰椎の破壊はこれらの症状の最も一般的な理由である（図7.6）。診断は緊急の脊椎MRIで確定される。早期の神経外科的減圧がしばしば勧められる。その後に通常体外照射法と副腎皮質ホルモン投与が行われる。

前立腺癌が原因の病的骨折は、どこかの箇所で、例えば大腿骨や上腕骨で起こる。整形外科専門医による固定術が度々要求される。そして引き続き体外照射法とアンドロゲン遮断療法が普通に行われる。

●キーポイント―転移性前立腺癌の管理●

- 転移性前立腺癌の治療は通常アンドロゲン除去による。
- 黄体形成ホルモン放出ホルモン（LHRH）アナログを先行し、抗アンドロゲン剤を併用するのが最も頻繁に採用されている治療戦略である。
- 純粋なLHRHアンタゴニストによる治療はもう1つの選択で、抗アンドロゲン剤を必要としない。
- PSA低下への反応と臨床的改善は80％以上の患者にみられる。
- 転移が量的に多い患者はアンドロゲン遮断療法とドセタキセルを用いた化学療法の併用が行われるべきである。
- 最終的に、アンドロゲン非感受性クローンが増殖して、PSAレベルは上がり始める（去勢抵抗性となる）。
- 内科的去勢の副作用は、ホットフラッシュ、性欲低下、勃起不全である。テストステロンレベルの低下はメタボリックシンドロームの全ての諸相に関連する。

◆主要文献◆

併せて表7.4を参照のこと

Calais da Silva FE, Bono AV, Whelan P et al. Intermittent androgen deprivation for locally advanced and metastatic prostate cancer：results from a randomised phase 3 study of the South European Uroncological Group. *Eur Urol* 2009；55：1269-77.

Denis LD, Carneiro de Moura JL, Bono A et al. Goserelin acetate and flutamide versus bilateral orchidectomy：a phase Ⅲ EORTC trial (30853). *Urology* 1993；42：119-29.

Diamond E, Garcias Mdel C, Karir B, Tagawa ST. The evolving role of cytotoxic chemotherapy in the management of patients with metastatic prostate cancer. *Curr Treat Options Oncol* 2015；16：9.

Holmes-Walker DJ, Woo H, Gurney H et al. Maintaining bone health in patients with prostate cancer. *Med J Aust* 2006；184：176-9.

Klotz L, Boccon-Gibod L, Shore ND et al. The efficacy and safety of degarelix：a 12 month, comparative randomised, open-label, parallel-group phase Ⅲ study in prostate cancer patients. *BJU Int* 2008；102：1531-8.

Langenhuijsen J, Schasfoort E, Heathcote P et al. Intermittent androgen suppression in patients with advanced prostate cancer：an update of the TULP survival data. *Eur Urol* (suppl) 2008；7：205, abstr 538.

Mittan D, Lee S, Miller E et al. Bone loss following hypogonadism in men with prostate cancer treated with GnRH analogs. *J Clin Endocrinol Metab* 2002；87：3656-61.

Prostate Cancer Trialists' Collaborative Group. Maximum androgen blockade in advanced prostate cancer：an overview of 22 randomized trials with 3283 deaths in 5710 patients. *Lancet* 1995；346：265-9.

Prostate Cancer Trialists' Collaborative Group. Maximum androgen blockade in advanced prostate cancer：an overview of the randomised trials. *Lancet* 2000；355：1491-8.

Sweeney CJ, Chen YH, Carducci M et al. Chemohormonal therapy in metastatic hormone-sensitive prostate cancer. *N Engl J Med* 2015；05 August [Epub ahead of print].

Tombal B, Miller K, Boccon-Gibod L et al. Additional analysis of the secondary end point of biochemical recurrence rate in a phase 3 trial (CS21) comparing degarelix 80 mg versus leuprolide in prostate cancer patients segmented by baseline characteristics. *Eur Urol* 2010；57：836-42.

Trachtenberg J, Gittleman M, Steidle C et al. A phase 3, multicenter, open label, randomized study of abarelix versus leuprolide plus daily antiandrogen in men with prostate cancer. *J Urol* 2002；167：1670-4.

第VIII章
去勢抵抗性前立腺癌の管理

ほとんどの症例において、アンドロゲン遮断療法（ADT*）のいずれかのタイプで治療された進行性前立腺癌は最終的には、"去勢抵抗性"として知られる現象に進展し再発してくる。最初に成功したアンドロゲン遮断療法後のPSAレベルの上昇は、差し迫る臨床的再発をほとんど避けられないことを示唆する。去勢抵抗性前立腺癌（CRPC**）はアンドロゲンの去勢レベル（<1.73nmol/Lあるいは50ng/dL）を維持しているにも関わらず、再発する疾患として特徴づけられる。しかし、ホルモン感受性を残しており、さらなるホルモン治療に反応する。この状態はたぶんアンドロゲン非依存性細胞株のクローン選択（図8.1）、あるいはアンドロゲン受容体のリガンド非依存性活性化の増加のいずれかに基因する。

CRPC患者は完全に不均一グループであり、PSA上昇のみで明白な転移のない患者と多発性骨転移や内臓転移、疼痛と全身機能低下を有する患者を含んでいる（図8.2）。生存期間は僅か数ヵ月から4年あるいはそれ以上の幅である。歴史的にみると、治療は貧弱で一時的な緩和以上の効果はなかった。近年になり、より重要な選択肢が利用できるようになってきて、生活の質と疼痛緩和の改善だけでなく、生存期間を延ばすいくつかの治療がある（図8.3）。

CRPC治療の重要な結果を示す試験のいくつかが本章の終わりにまとめられている（表8.1参照）。

* ADT：Andorogen-deprivation therapy、** CRPC：Castration-resistant prostate cancer、去勢抵抗性前立腺癌の定義〔PSAでみた病勢進行〕について：（1）血清テストステロン値<50ng/dLあるいは1.7nmol/L、（2）4週間以上あけて測定したPSAの最低値から25％以上の上昇。この場合の上昇幅は2ng/mL以上でなければならない、（3）この条件の確認日が病勢進行の日と定義される。

第二次以降のホルモン治療

抗アンドロゲン剤。ADT単独期間後に血清PSAレベルが上昇した時、最初の対応は抗アンドロン剤を追加することになる。これによって一時的にPSAを下げるかもしれないが、比較的すぐに再び上昇に転じてくることが一般的である。この時点で、抗アンドロゲン剤の除去は4～6ヵ月の間に有利なPSAの反応（およそ患者の40％）を生み出すだろう。この現象*（抗エストロゲン剤で治療される乳癌でも起こる）は悪性組織中のアンドロゲン受容体上の変異に帰する。それは抗アンドロゲン剤がアンタゴニスト（拮抗薬）というよりアゴニスト（刺激薬）を意味し、抗アンドロゲン剤が除去されると、刺激がなくなるからである。そこで、前の抗アンドロゲン剤が異なった抗アンドロゲン剤への反応を減少させない限りでは、患者が無症候で

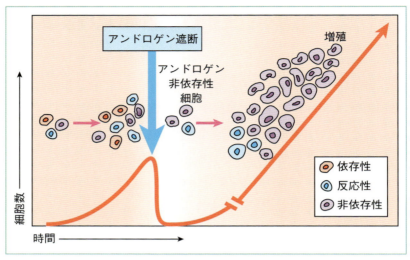

図 8.1　ホルモン逃避は去勢抵抗性細胞が選択された結果として起こる。

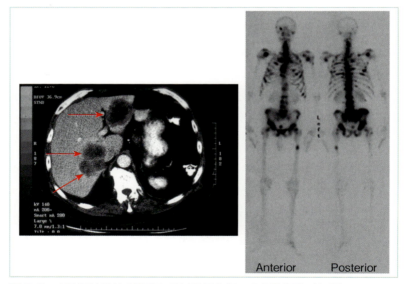

図 8.2　去勢抵抗性前立腺癌における骨と肝への多発転移（矢印）。

ある間、種類の異なった抗アンドロゲン剤の追加**と除去は2から3サイクルまで続ける。
＊：抗アンドロゲン剤除去症候群と称す、＊＊：抗アンドロゲン剤交替療法と称す

　　副腎性アンドロゲン合成阻害薬。抗アンドロゲン剤に加えて、抗アンドロゲン剤の除去に続き、アミノグルテチミドやケトコナゾールのような副腎性アンドロゲン合成の阻害物質がPSAレベルの確実に下降させるとの研究結果が示されている。しかし、副腎性アンドロゲン合成阻害物質は毒性が強く、忍容性に欠けるため一般的な治療選択肢ではない。

　　エストロゲン治療はある CRPC 患者には利益をもたらすかもしれない。それは2つの効果が明らかにされている。

　　　●下垂体性ゴナドトロピン産生の阻害

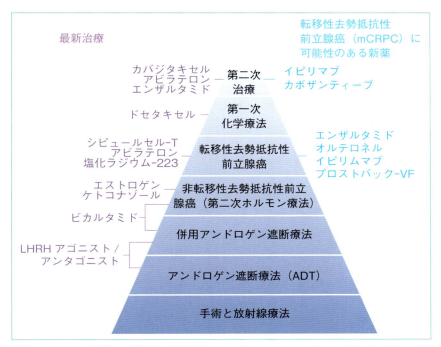

図8.3 去勢抵抗性前立腺癌（CRPC）のため確立され、新しく使用が可能で、そして可能性のある治療。Shoreら、2012より改変。
LHRH：黄体形成ホルモン放出ホルモン

● 腫瘍への直接的殺細胞効果

合成されたエストロゲンであるジエチールスチルベストロール（DES）が前立腺癌に使われてきた。しかし、初回治療としての使用は女性化乳房、深部静脈血栓症、そして他の心血管系合併症などの副作用により制限される。DESとアセチルサリチル酸（ASA：アスピリン）やワーファリンとの併用は前立腺癌発症年齢の男性には大変危険であるので、患者はこのリスクに警戒すべきである。

非転移性（M0）去勢抵抗性前立腺癌

放射線治療後のPSA上昇のように、何らかの転移が証明される前にADTを開始した患者は遠隔転移の根拠なしに去勢抵抗となる場合がある（M0 CRPC）。これらの患者は無症状であるにもかかわらず、PSAの上昇が重大な精神的な悩みの原因になるので管理上困難でジレンマに陥る。

伝統的に、治療は上述したホルモン療法を引き続き行うか、臨床治験の一部として投与されるかどちらかである。しかし、一旦これらが失敗すると、さらなる治療が可能となる（後述参照）目立った転移（M1 CRPC）に進展するまでは経過観察の方法が取られる。

エンドセリンアンタゴニストのアトラセンテンとジボテンタン（ZD4054）がM1 CRPCの

兆しを遅らせるかどうか試験中である。今日、M0 CPRC から M1 CRPC への進展を遅らせる効果的な治療は存在しない。過剰（ラッシュ）ともいえる新薬が評価されつつあり、早晩その内で1つか2つがこの疾患状態に有効になるだろう。

転移性（M1）去勢抵抗性前立腺癌

アビラテロン＊は転移性前立腺癌の第一次治療として推奨されている。それはチトクロム P450 17 ハイドロキシラーゼ/17、20-リアーゼ（CYP17）の特異的阻害薬で、アンドロゲン合成における鍵となる酵素である（図 8.4）。

アビラテロン＊は CRPC に効果的である。その理由は、黄体形成ホルモン放出ホルモン（LHRH）アゴニスト治療により血中を循環するアンドロゲンが去勢レベルにも関わらず、CRPC 細胞はコレステロールから自身のアンドロゲンを合成することが示されており、それによりアンドロゲン受容体シグナル伝達を永続させる。以前に化学療法を受けた無症候性あるいは軽度の症状を有する転移性 CRPC 患者 1,088 人を含む無作為化試験において、アビラテロンとプレドニゾン（プレドニゾロン）併用はプレドニゾン単独に比べて、画像上非再発生存率と全生存率を改善した。さらに、PSA 再発、アヘン製剤使用までの時間と殺細胞性化学療法の開始を遅らせる（表 8.1 を参照のこと）。グレード 3/4＊＊のミネラルコルチコイド関連有害事象と肝機能異常がアビラテロンを受けているグループで高かった。しかし、アビラテロン治療で特有な副作用は起こらなかった。

＊商品名：ザイティガ、本邦 2014 年 9 月収載、＊＊グレード 3：高度の症状がある、入院を要する。グレード 4：生命を脅かす、緊急処置を要する

ドセタキセル＊。タキソイドファミリーの仲間で微小管（マイクロチュブル）の安定化を通して細胞のアポトーシスを促進する。それは長年 M1 CRPC 患者の第一次治療として確立されてきた。CRPC 患者にドセタキセルとミトキサントロン（他種の化学療法剤）とプレドニゾンを比較した無作為化試験（TAX-327）は、疾患再発率と全生存率においてドセタキセルの 3 週間スケジュールがミトキサントロンとプレドニゾンを上回っていた（表 8.1 を参照のこと）。

この試験では、ドセタキセル投与群はミトキサントロンとプレドニゾン併用群以上に好中球減少、皮膚反応、胃腸障害の頻度が高かった。これらはドセタキセルの最も一般的な副作用であるが、全般的に化学療法剤は忍容性が良い。

＊商品名：タキソール

第二次（セカンドライン）治療。ドセタキセルによる化学療法後に前立腺癌が再発した際、さらなる化学療法や新規ホルモン調節物質の1つなど、数多くのその先の治療が存在する。

カバジタキセル＊。このタキサン系化学療法剤はドセタキセル治療の結果として生じた抵抗性を凌駕するために発展してきた。TROPIC 試験はドセタキセル治療からカバジタキセルあ

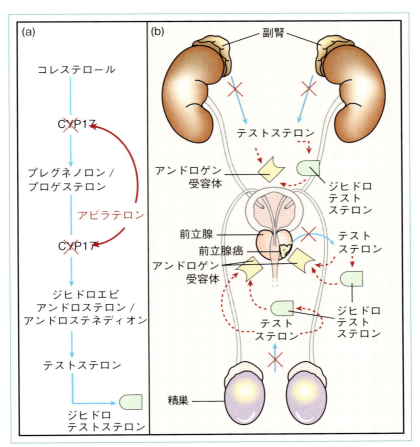

図 8.4 （a）アンドロゲン生合成。チトクローム P450 17 ハイドロキシラーゼ /17、20 リアーゼ（CYP17）―コレステロールからアンドロゲンの生合成における鍵となる酵素―アビラテロンは、テストステロンとジヒドロテストステロン（DHT）の前駆物質であるジヒドロエピアンドロステロン（DHEA）とアンドロステネディオンの合成を阻害する。（b）去勢術はテストステロンと DHT の産生を減少させる一方で、副腎と前立腺癌組織はこれらのアンドロゲンを産生し続ける。それによって、アンドロゲン受容体（ARs）の活性化を誘導し、前立腺癌は成長を続ける。アビラテロンは（a）で示されている経路を通して、3 ヵ所全てでテストステロンと DHT の産生をブロックする。それによって去勢抵抗性前立腺癌患者の代替治療を提供する。

るいはミトキサントロン化学療法を行った後に再発した CRPC 患者を無作為化した。カバジタキセルを受けた参加者は生存率において 30% 向上した（ミトキサントロンを受けた患者と比較して、15.1 ヵ月に対して 12.7 ヵ月；図 8.5、表 8.1 を参照のこと）。副作用はドセタキセルでみられたものと同様である**。

*商品名：ジェブタナ、本邦 2014 年 9 月収載、**副作用：化学療法未治療の転移性去勢抵抗性前立腺癌患者におけるカバジタキセルとドセタキセルの検討を行った FIRSTANA 第Ⅲ相比較試験では、2 つのタキサン系薬剤の間で毒性プロファイルが異なることが明らかになった。

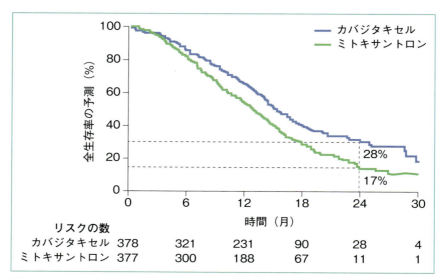

図8.5 TROPIC試験における全生存率。ミトキサントロン群の患者17%に比べてカバジタキセル群の患者28%が生存した。Bono JSら、Lancet 2010；376：1147-54より改変。

発熱性好中球減少症、下痢、血尿はカバジタキセルで発現率が高い傾向にあり、口内炎、末梢神経障害、脱毛などはドセタキセルで多く認められている。

ミトキサントロンとプレドニゾンは進行性前立腺癌における無作為化様式で試験された最初の化学療法との併用薬である。試験では、この併用は忍容性が良好で、プレドニゾン単独に比べて2倍以上の緩和的効果の期間を認めた。それはまたCRPC患者の生活の質を改善した。

アビラテロン。ドセタキセルによる化学療法が無効であった転移性CRPC患者にアビラテロン＋プレドニゾンによる試験で、アビラテロンとプレドニゾンの併用はプレドニゾン単独に比べて生存率で35%の改善が認められた（表8.1を参照のこと）。

体液貯留、低血圧、低カリウム血症を含むミネラルコルチコイド関連の有害事象は対照群よりアビラテロン群で頻繁に報告されている。このことが前立腺癌が去勢抵抗性になった後でさえもCRPCのアンドロゲン受容体シグナル依存性を維持することを引き立たせる（表8.1を参照のこと）。

オルテロネル（TAK-700）はアビラテロン同様に、別種の経口剤で活性型の選択的17,20-リアーゼの阻害薬である。現在、第Ⅲ相試験で調査中である。しかし、最近の試験は、化学療法中あるいは後に進行した転移性CRPC患者に対して、オルテロネルとプレドニゾンの併用はプラセボの対照群と比べて、第一次エンドポイントとした全生存率の改善がみられなかったと指摘した暫定的な結果の分析後に盲検化されていない。化学療法に感受性のある患者にオルテロネルの追加の効果をみる試験が進行中である。

エンザルタミド（MDV3100）はアンドロゲン受容体シグナル阻害薬であり、ドセタキセ

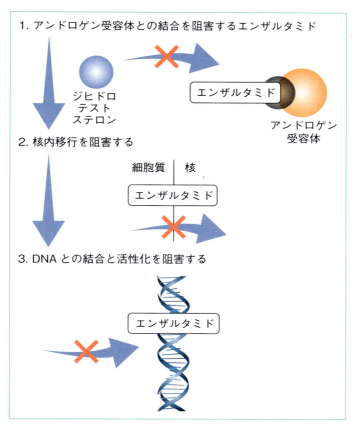

図 8.6 エンザルタミドの作用機序、それは 3 段階でアンドロゲンシグナル情報を阻害することによる。Tran C ら、Science 2009；324：787-90 と Watson PA ら、Proc Natl Acad Sci USA 2010；107：16759-65 に基づいて。

ルで前治療された転移性前立腺癌患者の治療に認可されている。それはアンドロゲン受容体の核転位、DNA 結合とコアクチベーター補充現象などを阻害する（図 8.6）。それはまた非ステロイド性抗アンドロゲン剤以上に受容体に強い親和性と未知のアゴニスト様効果がある。AFFIRM 無作為化比較試験で、経口エンザルタミド、160mg/日投与はドセタキセル化学療法後の転移性 CRPC 患者で生存率を改善した（表 8.1 参照）。しかし、全身倦怠、下痢とホットフラッシュの頻度はエンザルタミド群で高かった**。

　PREVAIL 試験***は、転移性前立腺癌患者に化学療法前に投与されたエンザルタミドの安全性と有効性を現在確認している。

*商品名：イクスタンジ、本邦 2014 年 5 月収載、**副作用：認知機能とうつ症状悪化への影響が認められている。***PREVAIL 試験：国際共同無作為化二重盲検プラセボ対照第Ⅲ相試験で、米国・カナダ・欧州・オーストラリア・ロシア・イスラエルおよび日本を含むアジア諸国の施設において、アンドロゲン遮断療法が無効になった化学療法施行歴のない転移性前立腺

癌患者1,700名以上を組み入れた試験。その後のフォローアップ解析の結果、エンザルタミドが無増悪再発率（rPFS）を延長し、死亡リスクを下げ、化学療法開始までの期間を遅らせ、QOLを改善することが証明され、忍容性も確認された。一方、アビラテロンまたはエンザルタミドの治療を受けているCRPC患者において、アンドロゲン受容性スプライスバリアント（AR-V7）が予後不良因子であることが報告されている。

免疫療法

免疫機構の調節を含む各種の治療がCRPCへの応用にかなり有望であることが示されている。しかし、これらの治療は効果をもたらすまでに時間を要するので、軽度あるいは無症状の患者には最適である。

シピュールセル-Tは自己細胞性免疫療法*である。いまだドセタキセルで治療されていないCRPC患者の第Ⅲ相試験で、シピュールセル-Tの治療はプラセボと比較して死亡のリスクを22％相対的に減少した結果となった。治療による副作用は軽度であった（表8.1を参照のこと）。これは前立腺癌において生存に利益があることを証明した最初の免疫療法である。しかし、治療は複雑で、専門化された研究室が必要であり、管理するのに莫大な費用がかかる。
*自己細胞性免疫療法：自己樹状細胞に癌細胞由来の抗原や抗原ペプチドを付加して行う癌ワクチン療法の1つ。

イピリムマブ。T細胞活性化を抑制する細胞障害性Tリンパ球抗原4（CTLA-4*）は癌免疫療法の標的として登場してきた。完全なヒトモノクロナール抗体であるイピリムマブは特異的にCTLA-4とそのリガンドの結合をブロックする。それによってT細胞の活性化と増殖を促進し、その結果、腫瘍は退縮する。CRPC患者でイピリムマブに腫瘍の有意な反応がみられたことが第Ⅱ相試験で確認された。この免疫療法は現在第Ⅲ相試験の最中である。
*CTLA-4：PD-1とともに、免疫チェックポイント分子の1つで、免疫チェックポイント阻害療法の標的となる。免疫抑制を解除して免疫活性を増強する。

プロストバック-VFは初回ワクチン接種としてリコンビナント牛痘ベクターからなる前立腺癌ワクチン製剤で、引き続きリコンビナントトリ痘ベクターを利用した頻回の追加免疫ワクチン接種を行う。これらのワクチンはPSA発現腫瘍細胞に対する細胞性免疫反応を刺激する。プロストバック-VFで治療された転移性CRPC患者の小規模無作為化試験で、プラセボ群に比べて全生存率が良好であった（25.1ヵ月に対して16.6ヵ月）。これらの結果は前途有望であるが、大規模無作為化試験で確証が必要である。

骨転移の管理

骨痛はCRPCに伴う最も扱いにくい問題であり、慣習的な鎮痛薬が常に痛みを軽減できる

訳ではない。

緩和的放射線療法。ホルモン感受性疾患を有する患者は最初にADTによって管理される。しかし、ある患者では完全な除痛が得られないか、CRPCになった段階で有痛性骨転移を認める。

局所的体外照射法はすでに確立された治療で、治療を受けた患者の80％以上が疼痛の急激な改善を経験している。治療は2～3週間以上かけて単回あるいは分割照射で行われる。このタイプの照射法に伴う副作用は非常に少ない。

広域照射法は厄介な広がった痛みのある患者に有益である。この治療は新病変の出現を遅くさせると同様に、すでに存在する疾患の進行を遅らせることができる。しかし、患者のおよそ35％に肺炎、白内障、吐き気、嘔吐、そして下痢などの副作用を生じ、時々血液学上重症で、不可逆的な影響が9％にみられる。

全身性放射性核種治療は放射性核種（ラジオアイソトープ［サマリウム-153のような］）を静脈内に投与することで多発性の有痛性骨転移を標的にする方法である。放射性核種はエチレンジアミン四酢酸（メチレンホスホン酸）（EDTMP）のような骨親和性分子と複合体を形成する、またはストロンチウム-89*のような代謝の旺盛な骨に本来親和性を有している。

*商品名：メタストロン

塩化ラジウム-223（223Ra）*はα波を発散することで局所的放射線治療を提供する骨親和性放射性核種である。α粒子は透過性が制限されるので、塩化ラジウム-223は高い局所治療を提供し、隣接組織に軽微な障害を与えるが腫瘍細胞を殺傷できる。ドセタキセル治療が効果なく骨転移を有する、あるいはドセタキセル不適応のCRPC患者を含むALSYMPCA第Ⅲ相試験において、最善の支援ケア（BSC**）を伴う塩化ラジウム-223がプラセボと比較された。全生存率は放射性核種で改善がみられた（表8.1を参照のこと）。塩化ラジウム-223の副作用は軽度の吐き気、下痢としばしば好中球減少の増加を認めた。この治療は症候性骨転移と未知の内蔵転移疾患を合併するCRPCの治療として認められている。

*商品名：ゾーフィゴ、本邦2016年5月収載、**BSC：Best Supportive Care

ビスホスホネート製剤。ある患者は、骨吸収と脱石灰化を抑止するビスホスホネート製剤による治療で症候学的に利益を得ている。600人以上のCRPC患者を含む試験で、プラセボ群と比較して3週毎に静脈内投与されたゾレドロン酸（ゾレドロネート）*群ではゾレドロン酸を受けた患者の内で骨関連事象を伴った患者数に有意の減少を認めた。それはまた最初の骨関連事象の発症を有意に遅らせた（表8.1を参照のこと）。しかし、骨関連事象から1人を救済するためには10人を治療することが求められる。ビスホスホネート製剤の副作用は腎不全と稀に顎骨壊死がみられる。

*商品名：ゾメタ

デノスマブ*は核因子κ-Bリガンドの受容体活性化物質（RANKL）に対するヒトモノクロ

ナール抗体である。それは破骨細胞機能と骨の代謝回転を阻止する。CRPC 患者 1,904 人を含む無作為化試験からの所見は、CRPC 患者における骨関連有害事象を減らすための最適な投薬として推奨している（表 8.1 を参照のこと）。

*商品名：ランマーク

緩和的ケア

治療法の改善にも関わらず、ほとんどの CRPC 患者はしばしば 12 〜 24 ヵ月の内に最終的には癌死する。高容量のステロイドによる治療が時々有益な緩和の効果をもたらす。これらの患者の緩和ケアは協力的な姿勢と、家庭医、泌尿器科医、経験を積んだ緩和ケアチーム、そして当然患者の親族と友人を含んだチームで行動することが求められている。

治療アルゴリズム

治療の推奨されるアルゴリズムが図 8.7 に与えられている。

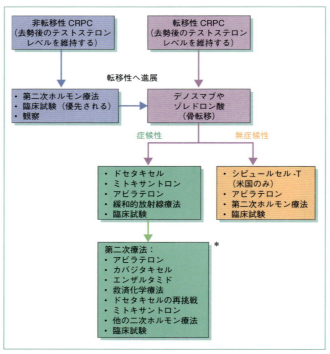

図 8.7　去勢抵抗性前立腺癌（CRPC）患者のために提案された治療指針。Shore ら、2012 より改変。
*アビラテロンやエンザルタミドを使用する際の疑問点として、使用する順序（どちらを先行するか？）があげられる。また、ドセタキセルとこれらの薬剤の間に交差耐性の存在が指摘されており注意が必要である。

表 8.1 去勢抵抗性前立腺癌の治療における重要な試験

薬物治療	疾患	試験名	カギとなる結果
ドセタキセル（化学療法）3 週毎投与スケジュール	第 1 次選択 M1 CRPC	Tannock ら、2004（TAX-327）	対ミトキサントロン＋プレドニゾン、1,006 人が無作為化された： ● 疾患進行の減少と PSA に反応を認めた ● 疼痛改善と QOL の向上を認めた ● 生存の改善（18.9 ヵ月対 16.4 ヵ月；死亡で 24% の相対的低下を認めた） ● 好中球減少、皮膚反応と胃腸症状の頻度の増加がみられた
カバジタキセル（化学療法）	第 2 次選択 M1 CRPC	de Bono ら、2010（TROPIC）	対ミトキサントロン、775 人が無作為化された： ● 生存の改善（15.1 ヵ月対 12.7 ヵ月）、死亡で 30% の相対的リスクを認めた ● 好中球と下痢が最も一般的な副作用であった
ミトキサントロン＋プレドニゾン（化学療法）	第 1 次選択 M1 CRPC	Tannock ら、1996	対プレドニゾン、161 人が無作為化された： ● 生存に差がないことが観察された ● 緩和的反応と QOL に有意な改善がみられた
アビラテロン＋プレドニゾン（AR を標的とする）	化学療法前の M1 CRPC	Ryan ら、2013	対プラセボ＋プレドニゾン、1,088 人が無作為化された： ● 非再発生存率の改善（16.5 ヵ月対 8.3 ヵ月）、死亡の相対的リスクは 47% であった ● 全生存率の改善（中央値 27.2 ヵ月に対して届かなかった）、死亡の相対的リスクは 25% であった ● 化学療法の開始を遅らせる
アビラテロン＋プレドニゾン（AR を標的とする）	M1 CRPC にドセタキセルを用いた化学療法後の追跡	de Bono ら、2011	対プラセボ＋プレドニゾン、1,195 人が 2：1 に無作為化された： ● 生存率が 10.9 ヵ月に対し 14.8 ヵ月に延長、死亡の相対的リスクは 35% であった ● 体液貯留、高血圧と低 K 血症を含むミネラルコルチコイド関連有害事象を認めた
エンザルタミド（AR を標的とする）	M1 CRPC にドセタキセルを用いた化学療法後の追跡	Scher ら、2012（AFFIRM）	対プラセボ、1,199 人が無作為化された： ● 全生存率の改善（18.4 ヵ月対 13.6 ヵ月）、死亡の相対的リスクは 37% であった ● PSA 反応、軟部組織反応、QOL と最初の骨関連事象における改善がみられた ● 全身倦怠、下痢とホットフラッシュ、稀に痙攣発作のような副作用を認めた

表 8.1 続き

薬物治療	疾患	試験名	カギとなる結果
シピュールセル-T（免疫療法）	M1 CRPC	Kantoff ら、2010	対プラセボ、512 人が無作為化された： ● 生存率の改善（25.8 ヵ月対 21.7 ヵ月）、死亡の相対的リスクは 22％であった ● 治療に伴う副作用は最小であった
塩化ラジウム-223（ラジオアイソトープ）	M1 CRPC	Parker ら、2013（ALSYMPCA）	対プラセボ、921 人が無作為化された： ● 全生存率の改善（14.0 ヵ月対 11.2 ヵ月）、死亡の相対的リスクは 30％であった ● 低い骨髄抑制発生率と少ない有害事象であった
ゾレドロン酸（ビスホスホネート製剤）	M1 CRPC	Saad ら、2002	用量 4mg 対 8mg 対プラセボ、643 人が 1：1：1 に無作為化された： ● 4mg と 8mg で最初の骨関連事象発現までの平均時間の延長を認め、プラセボでは 365 日と 321 日に届かなかった ● 疼痛と痛覚スコアはプラセボ群でより高かった
デノスマブ（ヒトモノクロナール抗体）	M1 CRPC	Fizazi ら、2011	対ゾレドロン酸、1,904 人が無作為化された： ● 最初の骨関連事象発現までの平均時間の延長（20.7 ヵ月対 17.1 ヵ月）、HR0.82 ● 有害事象は両者で同等であった

Tannock IF ら、N Engl J Med 2004；351：1502-12. de Bono JS ら、Lancet 2010；376：1147-54. Tannock IF ら、J Clin Oncol 1996；14：1756-64. Ryan CJ ら、N Engl J Med 2013；368：138-48. de Bono JS ら、N Engl J Med 2011；364：1995-2005. Scher HI ら、N Engl J Med 2012；367：1187-97. Kantoff PW ら、N Engl J Med 2010；363：411-22. Parker C ら、N Engl J Med 2013；369：213-23. Saad F ら、J Natl Cancer Inst 2002；94：1458-68. Fizazi K ら、Lancet 2011；377：813-22.
AR：アンドロゲン受容体、CRPC：去勢抵抗性前立腺癌、HR：ハザード比、PSA：前立腺特異抗原

●キーポイント―去勢抵抗性前立腺の管理●

- アンドロゲン遮断による初期反応後、血清 PSA 値はアンドロゲン非感受性細胞クローンの結果として上昇を始める。
- 最初の戦略として、患者が服用している抗アンドロゲン剤を取り止めて、他の抗アンドロゲン剤を試みることを考慮する。
- 転移性去勢抵抗性前立腺癌（M1 CRPC）の管理の大黒柱はドセタキセルによる化学療法である。しかし、CYP17 阻害薬であるアビラテロンは化学療法前に使用することが現在承認されており、化学療法前にその他の抗アンドロゲン剤も試行中である。
- ドセタキセルによる化学療法が無効の時には、カバジタキセルを用いた化学療法のような二次治療、アビラテロン（アンドロゲン生合成の選択的阻害薬）とエンザルタミド（アンドロゲン受容体シグナル伝達阻害薬）が生存率と生活の質を改善することが示されている。
- CRPC の免疫療法は患者が重要な症状を有する前に実行される。
- ヒトモノクロナール抗体のデノスマブとビスホスホネート製剤のゾレドロン酸は転移性前立腺癌患者に伴う骨関連事象を有意に遅らせると報告されている。
- 外照射法は骨転移からくる疼痛の有用なコントロール作用を提供する。
- 塩化ラジウム-223 は骨転移に対して有望な新規治療になるように思われる。

◆主要文献◆

併せて表 8.1 を参照のこと

Fizazi K, Scher HI, Molina A et al. Abiraterone acetate for treatment of metastatic castration-resistant prostate cancer：final overall survival analysis of the COU-AA-301 randomised, double-blind, placebo-controlled phase 3 study. *Lancet Oncol* 2012；13：983-92.

Kantoff PW, Schuetz TJ, Blumenstein BA et al. Overall survival analysis of a phase II randomized controlled trial of a Poxviral-based PSA-targeted immunotherapy in metastatic castration-resistant prostate cancer. *J Clin Oncol* 2010；28：1099-105.

Lewington VJ, McEwan AJ, Ackery DM et al. A prospective, randomised double-blind crossover study to examine the efficacy of strontium-89 in pain palliation in patients with advanced prostate cancer metastatic to bone. *Eur J Cancer* 1991；27：954-8.

Loriot Y, Miller K, Sternberg CN et al. Effect of enzalutamide on health-related quality of life, pain, and skeletal-related events in asymptomatic and minimally symptomatic, chemotherapy-naive patients with metastatic castration-resistant prostate cancer（PREVAIL）：results from a randomised, phase 3 trial. *Lancet Oncol* 2015；16：509-21.

National Institute for Health and Care Excellence. Abiraterone for castration-resistant metastatic prostate cancer previously treated with a docetaxel-containing regimen. NICE Technology Appraisal No. 259. June 2012. http://guidance.nice.org.uk/TA259, last accessed 22 October 2013.

Scher HI, Fizazi K, Saad F et al. Increased survival with enzalutamide in prostate cancer after chemotherapy. *N Engl J Med* 2012；367：1187-97.

Scher HI, Kelly WK. Flutamide withdrawal syndrome：its impact on clinical trials in hormone-refractory prostate cancer. *J Clin Oncol* 1993；11：1566-72.

Shore N, Mason M. de Reijke TM. New developments in castrate-resistant prostate cancer. *BJU Int* 2012；109（Suppl6）：22-32.

Slovin SF, Higano CS, Hamid O et al. Ipilimumab alone or in combination with radiotherapy in metastatic castration-resistant prostate cancer：results from an open-label, multicenter phase I/II study. *Ann Oncol* 2013；24：1813-21.

Smith MR, Egerdie B, Hernandez Toriz N et al. Denosumab in men receiving androgen-deprivation therapy for prostate cancer. *N Engl J Med* 2009；361：745-55.

第 IX 章
生存者の権利（サバイバーシップ*）と治療合併症

　随分長く生きながらえる前立腺癌患者がますます増えるにつれて、生存者の権利（サバイバーシップ）の問題がだんだん重要になってきた。プライマリー医と同業である健康管理専門家がここでは重要な役割を果たす。治療効果と合併症の良い管理は疑いもなく該当する患者の生活の質（QOL）を改善する。そして、全ての前立腺癌の生存者に日常的なサポートが組み入られるべきである。生存者の権利を主張できる年はあなたの患者が記憶する最善の年となることを銘記してほしい。

　念頭に置くべきことは、癌の全経過を通して生存者の権利とは治療のみならず、ごく近い家族同様に患者個人全体を支えることである。医学的な事柄と同じように、癌とその治癒に関連する心配、うつ状態、そして治療後の不安など精神的な点が管理される必要がある。これに関連して、前立腺癌患者の世話をする人達は乳癌患者を治療し支援するチームと慈善事業から大いなる術を学んだ。

　他の健康管理専門家、特に泌尿器科専門看護師は生存者仲間と同じように、愛する人達、治療チーム、精神上の健康専門家、前立腺癌支援グループと心配ごとを分かち合い前立腺癌生存者を勇気づける重要な役割をもっている。看護師はまた最も適切な助言と奉仕による支援をする上で鍵となる役割を担っている。

*サバイバーシップ：癌を経験した人が、生活をしていく上で直面する課題を家族や医療関係者、他の経験者とともに乗り越えていくこと、また、そのためのサポート。さらに、癌の診断や治療を受けた後を生きていくプロセス全体のことを意味すると解釈されている。

性機能

　普通、当該患者の年齢層ではすでに衰えが始まっているので前立腺癌の診断だけで十分に性生活は障害されている。

　勃起不全。限局性前立腺癌の治療はしばしば性機能障害を引き起こす。勃起不全は最も一般的な訴えであり全ての治療後に起こる。ロボット支援によって根治的前立腺摘出術における技術の改善と神経温存はこの分野で著しい改善をもたらした。しかしながら、勃起不全は熟練者による手術の後でも起こり得る。不幸にして、切除断端陽性を避けるために広く切除するために海綿体神経を故意に切除することが必要である。この処置は明らかに性機能に損傷を与える。

　性機能に関して限られた成功例であるが、手術後に腓腹神経グラフトを用いて切除された神経を置換する方法が報告されている（図9.1）。

　海綿体内の線維化が形質転換成長因子（TFG α）の放出から生じる。TFG α は無酸素状

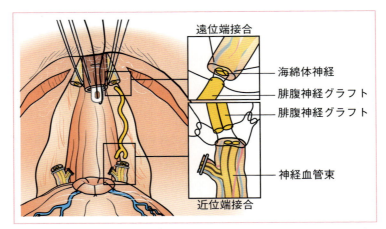

図 9.1　前立腺摘出術後の勃起不全を回復するために行う腓腹神経グラフトを間にはさむ。

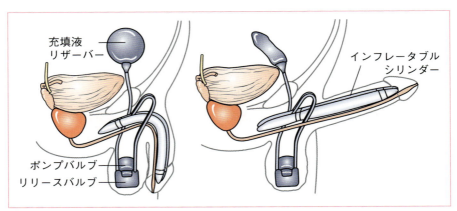

図 9.2　インフレータブル型陰茎プロステーシスの仕組み。ポンプをしぼり充填液をリザーバーからシリンダーに移すと勃起を起こす。リリースバルブを押すと充填液は腹腔内のリザーバー内に液体が戻る。

態に反応して放出されるので、治療としては酸素を含む動脈血を海綿体に運び、TFGαの放出を阻止して勃起を誘導し、平滑筋機能の維持を助けることである。手術直後の勃起不全に対して薬物治療を早期に行うことは勃起の時間と質を改善することが示されている。Montorsiらは、無作為化試験において、アルプロスタジル（プロスタグランジン E_1）を早期に海綿体内に1週間に1回または2回注射すると、神経温存根治的前立腺摘出術後に自発的勃起の回復がみられたことを示した。ホスホジエステラーゼタイプ5（PDE5）阻害薬（タダラフィル、他）5mg/日の早期投与は両側神経温存手術後の自発的勃起の時間と質を改善することが示された。海綿体注射と経口 PDE5 阻害薬の治療に抵抗する患者は勃起を得るためにバキュームデバイスの使用あるいはインフレータブル型プロステーシスの植え込み術が選択となる（図9.2）。

体外照射術と密封小線源療法ともに30％あるいはそれ以上の頻度で晩期の勃起不全が起こる。凍結療法は神経血管束が凍結区域に含まれるので、ごく稀に勃起不全が起こる。同様に、

高密度焦点超音波療法（HIFU）は神経血管束が治療野であれば性機能が障害を受ける。これらの治療法は前立腺摘出術後に生じる勃起不全の治療と同一線上にある。

射精障害。限局性前立腺癌に対して根治的前立腺摘出術や経尿道的前立腺切除術（TURP）を受けた患者はまた射精障害のトラブルを経験する。ただし、通常オルガスムは残っている。TURPの場合には、精液は産生されるが膀胱内に逆流する。前立腺全体と精嚢が取り除かれる根治的前立腺摘出術では、精液は産生されないがオルガスムを得ることが可能である。患者は手術前にこれらの結果についての情報を入手していなければならない。膀胱出口部閉塞（BOO）の治療に使われているα_1ブロッカー（タムスロシン、シロドシン他）のような薬剤もまた射精の喪失や減退の原因となるが、治療を中止すると元に戻る。

性欲減退は前立腺癌患者の一般的な訴えである。それは疾患自身から起こり、衰弱とうつ状態の原因となる。さらに一般的には、それはホルモン除去療法の副作用である。両側精巣摘出術、黄体形成ホルモン放出ホルモン（LHRH）アナログ、LHRHアンタゴニストによる治療は勃起不全同様にほとんど決まって性欲減退を起こす。抗アンドロゲン剤による治療は、性欲や勃起機能上に大いなる影響を及ぼすことなくアンドロゲン刺激による前立腺癌細胞を効果的に発育阻止することができる。

性機能の温存。もしこれが前立腺癌患者個人の生活の質の点で重要な要素なら、治療は両側精巣摘出術やLHRHアナログの代わりに単独療法として抗アンドロゲン剤による治療が考慮されるであろう。

カウンセリング。注目される最も重要な相談ごとは、前立腺癌患者達が彼らの配偶者達と同様に予想される結果ばかりでなく、疾患と治療による彼らの性生活への影響についても助言を受けるべきである。前立腺癌のこの重要な見地へのより開放された、そして十分に説明された手続きが、この好発する悪性腫瘍の診断に伴う心配や自尊心の喪失に相対するばかりでなく、治療後の性機能を保持する。それによって、生活の質の重要な面が維持される。

尿路と腹部症状

根治的前立腺摘出術後の尿失禁。根治的前立腺摘出術は前立腺と膀胱頸部の一部を切除することを含んでいる。正常な尿禁制に膀胱頸部と前立腺平滑筋の働きが手術により失われる。

横紋括約筋と神経支配を手術で損傷することが前立腺摘出術後の尿失禁の最も一般的な要因である。原因となるその他の要因は不安定膀胱、それは手術の前から存在し、その後に発症した場合や、低コンプライアンス膀胱である。手術後に尿道カテーテルを抜去した直後はある程度の腹圧性尿失禁は予想されるが、尿路コントロールにより次第に改善してくる。尿禁制の早期回復に寄与する要素は、

- 若い年齢の患者

- 経験豊富な外科医
- 両側性神経温存手術
- 吻合部狭窄の欠如
- 手術前後の骨盤底体操の実施

治療は保存的に行い、水分摂取のコントロールと骨盤底体操より始める。不安定膀胱の治療は抗コリン薬の使用である。もしこれに失敗すると、次の選択は尿道周囲への大量の薬物注入、それでおよそ40％の成功が短期間に得られる。他の選択肢は球部尿道吊り上げ術や人口尿道括約筋の埋め込み術である。

放射線治療に因る尿路と腹部症状。放射線治療の普及によって尿意切迫感と頻尿の刺激症状がさらに一般的になり、高線量（HDR）密封療法とシード（埋め込み）密封小線源療法は体外照射法より少なからず悪くなっている。しかし、それらは時間で沈静する傾向がある。晩期の尿路症状は尿意切迫感と頻尿のような刺激症状、疼痛と尿失禁を含み、不安定膀胱、低コンプライアンス膀胱、尿道狭窄、溢流性尿失禁、膀胱潰瘍など、そしてこれらの混合による。

直腸症状がまた放射線療法後のトラブルである。下痢、テネスムス、直腸出血、これら全てが起こる。これらは時間が経つと軽快する傾向があるが、患者は外照射術が大腸直腸癌のリスクを増加させるリスクがあることを知っておくべきである。持続する直腸出血は直腸内視鏡にて検査されなければならない。

治療はまた保存的に始め、原因究明と同様にライフスタイルの変更と個別化された治療を含む。

ホルモン療法の有害事象

前立腺癌患者にアンドロゲン遮断療法（ADT）を行った前向き臨床試験は、骨の健康と心血管系疾患に対して多様なリスク因子の発現を示している。その中には、血清コレステロールと中性脂肪、インスリン抵抗性、体格指数（BMI）、脂肪体重の上昇と、除脂肪体重の減少などが含まれる（表9.1）。

ホットフラッシュ*。それは皮膚の血管拡張に伴って顔と体躯の温度上昇に因るもので、主に顔に出現し、喉、手足、そして発汗がADTを受けている患者において一般的である。ADTに関連して起こるホルモンの変化が視床下部からのカテコールアミン、特にノルエピネフリン（ノルアドレナリン）の放出の結果であり、上位視床下部によって制御されている温度調節を干渉することになる。

患者はホットフラッシュに打ち勝つ試みにも関わらず症状は持続するので、原因となっている不快感を最小化するような手段（例えば、軽い衣服の着用）を講ずるべく助言を受けるべきである。α_2受容体アンタゴニスト、クロニジンのようなある種のホルモン治療は助けになるが、全てが効果を上回る副作用がある。酢酸メゲストロールのようなプロゲスチンは最善の副

表9.1 アンドロゲン除去療法の潜在的作用

メタボリック作用
- 高脂血症
- インスリン抵抗性と糖尿病
- 骨粗鬆症
- 骨折に伴う貧血のリスク増大

身体的変化
- 脂肪量の増加
- 筋肉量の減少
- 体毛の喪失
- 女性化乳房
- ホットフラッシュ

精神的変化
- 認知機能の低下
- 感情の変化

性機能への作用
- 性欲低下
- 勃起不全

作用対策となる。選択的セロトニン再取り込み阻害薬（SSRIs）がまた使用できる。最近では、補足的な治療の使用を支持する証拠は少ない。

*ホットフラッシュ：Hot flash

全身倦怠と貧血。ホルモン治療による全身倦怠は複雑でうつ状態や疼痛のような副作用と重なっている。それは正常な機能と睡眠に影響するので患者の生活の質に明白な衝撃を与える。

運動とダイエットのアドバイスが最初の取り組みとなる。規則的な運動プログラム行った後には、ADTにより起こる虚弱と筋力低下に打ち勝つ助けになることや、全身倦怠の頻度と重症度を低下させることが研究で示されている。栄養士と運動生理学者の参加は効果的である。

間欠的ADTは持続的ADTより全身倦怠は恐らく軽いと推測されているが、確固たる証拠がない。

貧血はLHRHアゴニストあるいは抗アンドロゲン剤の単独療法より両者併用療法による最大アンドロゲン遮断療法（MAB）において一層悪化する傾向にある。ヘモグロビンレベルは治療終了後に徐々に上がる。新しく診断された患者は、ADT治療を開始する前に貧血の事前検査として血算を行い、そしてビタミンB_{12}、葉酸、鉄などの欠乏状態を調べる。ヘモグロビンレベルはADT治療中追跡すべきである。有症状の患者と心不全や脳血管性疾患のような合併症を持つ無症状の患者に、ヘモグロビンが10g/dL以下で輸血が勧められる。

胸部症状。患者はある種のADTを行う間、女性化乳房と乳房痛（腫脹と有痛性乳房）を経験する。抗アンドロゲン剤の使用や最もリスクの高いエストロゲンによる治療によって起こり得る症状は異なる。

イングランドとウェールズにおいて、国立医療技術評価機構（NICE*）は抗アンドロゲン剤、ビカルタミド（150mg、6ヵ月以上の単独療法）で長期間治療を行う最初の月に両側乳房に予防的に照射療法を推奨している。この方法は進行性（全身性）疾患の患者には緩和的治療として意味があるが、局所的進行癌の患者に予防的照射療法を賛成するか反対するかの判断は慎重に考える必要がある。というのも、長期の成績がない中で理論上のことであるが二次性悪性腫

瘍のリスクがあるからである。

　ビカルタミドを使用する前あるいは胸の症状が出現する前にタモキフェンの使用を支持する根拠がある。外科的選択には乳輪周囲切開で腫瘍乳房切除術、切開と脂肪吸引がある。

＊NICE：National Institute for Health and Care Excellence

　骨の健康。前立腺癌のための ADT による骨ミネラル密度（BMD＊）の欠如はよく知られている。それは治療開始から 12 ヵ月以内に起こる顕著な BMD の欠如で、腰椎でおよそ 2 ～ 8％、臀部で 2 ～ 6％減少している。欠如は治療が継続している間には目立つことなく進行し、治療が中断されても回復しない。前立腺癌の診断を受けた後、ADT で治療され、少なくとも 5 年生存した患者のちょうど 20％以下に骨折がみられる。一方、ADT 治療を受けなかった患者ではおよそ 13％である。これは ADT で治療された 28 人の患者毎に 1 人の骨折が増えていることに相当する。

　ビタミン D 欠乏症は骨粗鬆症の発展を悪化させる。そこで、ビタミン D の状態が前立腺癌患者で ADT を始める前に評価されるべきである。

　ADT で治療される患者にビスホスホネート製剤（ゾレドロン酸［ゾレドロネート］、パミドロン酸［パミドロネート］とアレンドロン酸［アレンドロネート］）は、複数の前向き試験で骨の喪失を予防すること、1 つの無作為化比較試験で BMD が増加することを示している。ビスホスホネート製剤はまた前立腺癌患者の骨関連事象（SRE＊＊）の頻度を削減することが示されている。ADT を必要とする前立腺癌患者にビスホスホネート製剤の有効性と費用対効果を評価するためにさらなる前向き試験が求められる。これらの結果が得られるまでは、ADT で治療された患者に骨への影響を管理するための提案として、BMD の基準値と毎年の測定があげられる。基準カルシウム、リン、肝機能、甲状腺機能の検査、25-ハイドロキシビタミン D と副甲状腺（上皮上体）ホルモンアッセイなどが行われるべきであり、等尺性運動＊＊＊と同じくカルシウムとビタミン D の補充が強く勧められる。顎骨壊死はビスホスホネート治療の稀な合併症である。

＊BMD：Bone mineral density、＊＊SRE：Skeletal related events 最近は症状重視の観点から SRE に代わり SSE（Symptomatic skeletal events）が評価項目に注目されている、＊＊＊等尺性運動：筋肉強化を目的とし、特殊な道具を使わず、関節を動かさないで同じ姿勢で筋肉に対し、ある一定の力を加えて鍛える訓練方法。

　メタボリックシンドロームと心血管系リスク。メタボリックシンドロームは心血管系リスク因子の集まりである（空腹時高血糖、高トリグリセライド血症、血清 HDL-コレステロールの減少、腰まわりの増加、腰部と臀部の比の増加、そして高血圧）ことが ADT を受けた患者で報告されてきた。

　ADT で治療された患者の心血管系リスクの増加を報告した最初の試験は、79,196 人の後ろ

向き試験であった。それらの患者で、冠動脈疾患、心筋梗塞と心室性不整脈が認められた。また、他に大規模試験が1年のADTで心血管系死亡率が20％増加したことを示唆した。D'Amicoらは、65歳以上の高齢者でADTの治療がこの治療を受けなかった患者に比べて致命的な心筋梗塞に到るまでの時間を減少することを報告した。しかし、多くの大規模試験は心血管系死亡率において大きな違いを証明できていない。

　この領域は論争中なので、心血管系リスク要因を有する患者にADTのリスクと利益を厳密に天秤にかけることには細心の配慮が求められる。また、アンドロゲン除去を行っている全ての患者にはあらゆるリスク因子を追跡することと、該当するこれらのリスク要因を治療することが大切である。

　脂肪代謝。ADTは脂肪代謝を変え、特に、心肺機能リスクを潜在的に増加させる。総コレステロールはおよそ10％まで、トリグリセライドは25％まで、LDLコレステロールまで上昇する。しかし、これはHDLコレステロールレベルが11％まで上がることが報告されて打ち消されている。

　インスリン感受性はテストステロンレベルに関連する。ADTはインスリン感受性において11～13％減少させる結果となっている。多数の大規模試験はADTを受けた患者で糖尿病に発展したリスクが19～49％増加したと報告している。

　腰まわりはADTで大きくなるが、腰部と臀部の比と高血圧の報告は複数の試験で一致していない。

　管理。ADTが開始される前に、詳細な医学的検査と既往歴の聴取、特に心臓のリスク要因の焦点を絞って行われなければならない。これはADTの結果として、どの状態も悪化する前に前進的な管理を可能にすることができる。体重、血圧、血清脂肪と空腹時血糖がADT中に定期的に監視されるべきである（3ヵ月前から3ヵ月間隔で）。

　リスクのある患者はADTの開始前あるいはその期間中にライフスタイルを変えることが助言されなければならない。

- 禁煙
- 必要なら体重を落とす
- 健康的な食事をとる

個々のリスクは積極的に管理される必要がある。例えば、高脂血症のために脂質を下げる薬剤や糖尿病のための血糖降下剤などである。

● **キーポイント―生存者の権利（サバイバーシップ）と治療合併症** ●

- 前立腺癌患者は予測される結果と、その疾患と治療の効果と同様に情緒的サポートを必要とする。
- 性機能障害は前立腺癌治療の一般的な続発症である。患者と配偶者との間に開かれた納得のいく議論が、不安と自己の尊厳の喪失を解消するために多くのことが実行されなければならない。
- 勃起不全はしばしばホスホジエステラーゼタイプ5阻害薬、プロスタグランジン坐薬や注射、あるいは機械的陰圧装置（陰圧式勃起補助具）で改善される。
- 性欲の低下は前立腺癌を治療するための両側精巣摘出術や黄体形成ホルモン放出ホルモン（LHRH）とは反対に、抗アンドロゲン剤の使用で減少できる。
- 骨粗鬆症と骨折は長期間アンドロゲン遮断療法（ADT）の副作用である。ADTを開始する前にビタミンDの状態が評価されねばならない。そして、カルシウムとビタミンDの補充が、等尺性運動と同じく治療中勧められる。
- 心血管系リスク要因を有する患者のリスクと利益を天秤にかけること、治療中全てのリスク要因を監視することに細心の注意を払うべきである。リスクのある患者には好ましいライフスタイルに変えるよう助言すべきである（例えば、禁煙、体重を落とす）。

◆ **主要文献** ◆

Alibhai SM, Duong-Hua M, Sutradhar R et al. Impact of androgen deprivation therapy on cardiovascular disease and diabetes. *J Clin Oncol* 2009；27：3452–8.

Carson C, McMahon CG. *Fast Facts：Erectile Dysfunction*, 4th edn. Oxford：Health Press Ltd, 2008.

D'Amico AV, Denham JW, Crook J et al. Influence of androgen suppression therapy for prostate cancer on the frequency and timing of fatal myocardial infarctions. *J Clin Oncol* 2007；25：2420–5.

Holmes-Walker DJ, Woo H, Gurney H et al. Maintaining bone health in patients with prostate cancer. *Med J Aust* 2006；184：176–9.

Levine GN, D'Amico AV, Berger P et al. Androgen-deprivation therapy in prostate cancer and cardiovascular risk：a science advisory from the American Heart Association, American Cancer Society, and American Urological Association：endorsed by the American Society for Radiation Oncology. *Circulation* 2010；121：833–40.

Montorsi F, Guazzoni G, Strambi LF et al. Recovery of spontaneous erectile function after nerve-sparing radical retropubic prostatectomy with and without early intracavernous injections of alprostadil：results of a prospective, randomized trial. *J Urol* 1997；58：1408–10.

Montorsi F, Nathan HP, McCullough A et al. Tadalafil in the treatment of erectile dysfunction following bilateral nerve sparing radical retropubic prostatectomy：a randomized, double-blind, placebo controlled trial. *J Urol* 2004；172：1036–41.

Penson DF, McLerran D, Feng Z et al. 5-year urinary and sexual outcomes after radical prostatectomy：results from the Prostate Cancer Outcomes Study. *J Urol*

2008 ; 179（suppl）: S40-4.

Saad F, Adachi JD, Brown JP et al. Cancer treatment-induced bone loss in breast and prostate cancer. *J Clin Oncol* 2008 ; 26 : 5465-76.

Saigal CS, Gore JL, Krupski TL et al. Androgen deprivation therapy increases cardiovascular morbidity in men with prostate cancer. *Cancer* 2007 ; 110 : 1493-500.

Scher HI, Fizazi K, Saad F et al. Increased survival with enzalutamide in prostate cancer after chemotherapy. *N Engl J Med* 2012 ; 367 : 1187-97.

Slack A, Newman DK, Wein AJ. *Fast Facts*: *Bladder Disorders*, 2nd edn. Oxford : Health Press Ltd, 2011.

Smith MR, Finkelstein JS, McGovern FJ et al. Changes in body composition during androgen deprivation therapy for prostate cancer. *J Clin Endocrinol Metab* 2002 ; 87 : 599-603.

Smith MR, Lee H, McGovern F et al. Metabolic changes during gonadotropin-releasing hormone agonist therapy for prostate cancer : differences from the classic metabolic syndrome. *Cancer* 2008 ; 112 : 2188-94.

Smith MR, Lee H, Nathan DM. Insulin sensitivity during combined androgen blockade for prostate cancer. *J Clin Endocrinol Metab* 2006 ; 91 : 1305-8.

参考資料（専門機関連絡先）一覧

UK

Macmillan Cancer Support
Helpline：0808 808 00 00
www.macmillan.org.uk

Men's Health Forum
Tel：+44（0）20 7922 7908
www.menshealthforum.org.uk

Prostate Cancer Research Centre
Tel：+44（0）20 7848 7546
www.prostate-cancer-research.org.uk

Prostate Cancer UK
Tel：0800 082 1616
Helpline：0800 074 8383
www.prostatecanceruk.org

USA

American Cancer Society
Toll-free：1 800 227 2345
www.cancer.org

American Urological Association
Toll-free：1 866 746 4282
Tel：+1 410 689 3700
www.auanet.org

National Cancer Institute
Toll-free：1 800 422 6237
www.cancer.gov/cancertopics/types/prostate

Prostate Cancer Foundation
Tel：+1 310 570 4700
Toll-free：1 800 757 2873
www.pcf.org

Prostate Cancer Research Institute
Tel：+1 310 743 2116
Helpline：1 800 641 7274
www.prostate-cancer.org

Prostate Conditions Education Council
Tel：+1 303 316 4685
Toll-free：1 866 477 6788
www.prostateconditions.org

ZERO – The End of Prostate Cancer
Tel：+1 202 463 9455
Toll-free：1 888 245 9455
www.zerocancer.org

International

Prostate Cancer Canada
Tel：+1 416 441 2131
Toll-free：1 888 255 0333
www.prostatecancer.ca

Prostate Cancer Foundation of Australia
Tel：+61（0）2 9438 7000
Toll-free：1800 220 099
www.prostate.org.au

Other useful websites

Cancer Research UK
www.cancerresearchuk.org

Embarrassing Problems
www.embarrassingproblems.com

Hormone-Refractory Prostate Cancer
www.hrpca.org

James Buchanan Brady Urological Institute
urology.jhu.edu

Johns Hopkins Medicine
www.hopkinsmedicine.org

Marie Curie Cancer Care
www.mariecurie.org.uk

Mayo Clinic prostate cancer
www.mayoclinic.com/health/prostate-cancer/DS00043

Memorial Sloan-Kettering Cancer Center
www.mskcc.org

Patient Pictures
www.patientpictures.com/urology

William Catalona
(developer of the PSA test)
www.drcatalona.com

索引

● あ行 ●

アイスボール　62, 63
IMRT　57, 58
亜鉛　22
悪液質　37
悪性度（グレード）
　　12, 13, 18, 24, 41, 52
アゴニスト（刺激薬）
　　58, 74, 77, 83, 85, 86,
　　89, 101
アセチルサリチル酸　85
^{11}C-acetate　46
アトラセンテン　85
アバレリクス　73
アビラテロン　85, 86, 87,
　　88, 90, 92, 93, 95
AFFIRM 無作為化比較試験
　　89
アポトーシス　71, 86
アミカシン　42
ALSYMPCA 第Ⅲ相試験　91
α_2 受容体アンタゴニスト
　　100
α リノール酸　13
5α レダクターゼ阻害薬　21,
　　44
α_1 アンチキモトリプシン 32
α_1 ブロッカー　99
アルプロスタジル（プロス
　　タグランジン E$_1$）　98
アレンドロン酸
　　［アレンドロネート］　102
アンタゴニスト（拮抗薬）83
アンドロゲン　12, 74, 75,
　　83, 86, 87, 95, 99
アンドロゲン遮断療法
　　51, 55, 56, 58, 61, 64,
　　68, 71, 72, 75, 77, 78,
　　79, 80, 83, 84, 85, 89,
　　95, 100, 101, 104
アンドロゲン受容体　12,
　　73, 74, 83, 87, 88, 89,
　　94
アンドロゲン受容体シグナ
　　ル伝達　86, 95
アンドロゲン受容体刺激　71
アンドロゲン除去　75, 76,
　　78, 80, 101, 103
アンドロゲン非依存性癌細
　　胞クローン　75
アンドロゲン非依存性細胞株
　　83
アンドロステネディオン　87
イソフラボノイド　22, 24
イソフラボン　21
痛み　36, 90, 91
溢流性尿失禁　100
遺伝子多型　10, 11
イピリムマブ　85, 90
イメージガイド下放射線治
　　療（IGRT）　57
イリジウム　60
インスリン感受性　103
Watchful Waiting　53, 61,
　　68
うつ状態　97, 99, 101
運動　23, 24, 101
運動プログラム　101

HIFU　51, 61, 62, 63, 69,
　　99
HDL コレステロール　102,
　　103
ADT　83, 85, 91, 93, 95,
　　100, 101, 102, 103, 104
疫学　9, 11, 18, 23
エコー　43, 44
エストロゲン　84, 85, 101
エチレンジアミン四酢酸（メチ
　　レンホスホン酸）（EDTMP）
　　91
エピロビウム　22
^{18}F-FDG　46
MRI　32, 41, 44, 45, 46,
　　47, 48, 49, 52, 53, 64,
　　67, 69, 80
LHRH　58, 63, 64, 68,
　　71, 72, 73, 74, 75, 77,
　　78, 80, 85, 86, 99, 101,
　　104
LHRH アンタゴニスト　71,
　　73, 74, 78, 80, 99
LHRH（スーパーアゴニス
　　ト）　44, 45, 47, 53, 72
LDL コレステロール　103
エンザルタミド（MDV3100）
　　88
欧州試験　33
欧州無作為化試験［ERSPC］
　　33
黄体形成ホルモン放出ホル
　　モン（LHRH）アナログ／
　　アンタゴニスト　71, 72,

73	74, 76, 77, 78, 79	49, 62
オメガ3脂肪酸　13, 22, 24	緩和ケア　92	経直腸的あるいは経会陰的
オメガ3ポリ不飽和脂肪酸	緩和的治療　101	生検　31
13	緩和的放射線療法　91, 92	経直腸的超音波検査
オルテロネル（TAK-700）	キノロン系薬　42	（TRUS）41, 42, 43, 53, 59
85, 88	QOL　61, 77, 90, 93, 97	経尿道的前立腺切除
オンコタイプDX　44	球部尿道吊り上げ術　100	（TURP）16, 27, 59, 60,
● か行 ●	強度変調放射線療法　57	99
外照射法　58, 64, 95	胸部症状　101	血尿　36, 37, 55, 64, 88
開放性根治的前立腺摘出術	局所　36, 37, 41, 49, 64,	ゲノム　44, 52
56	67, 71, 75, 101	ゲノムリスク層別化テスト
カウンセリング	局所再発　15, 67, 68	44
35, 46, 48, 61, 99	局所ステージング　46	限局　16, 17, 36, 52, 56,
化学的予防　21, 24	去勢術　63, 71, 74, 75, 87	57, 69
化学療法　71, 79, 80, 85,	去勢抵抗性前立腺癌（CRPC）	限局癌　35, 54
86, 87, 88, 89, 90, 92,	83, 85, 92	限局性　51, 52, 54, 56,
93, 95	魚油　24	60, 64, 71
核因子κ-Bリガンドの受容	区域（帯状）解剖　45	限局性前立腺癌　14, 46, 47,
体活性化物質（RANKL）	グリソンシステム	48, 51, 52, 54, 55, 59,
91	13, 14, 15, 18	61, 62, 64, 97, 99
拡大前立腺郭清術　56	グリソンスコア　12, 13,	倦怠感　27, 57
核転位　89	14, 15, 21, 43, 46, 47,	ゲンタマイシン　42
家族歴　10, 11, 18, 35	49, 51, 52, 53, 54, 59,	顕微鏡的前立腺癌　9
顎骨壊死　91, 102	60, 62, 67, 68	顕微鏡的転移　48
合併症　33, 35, 52, 54,	クローン　80, 95	顕微鏡的病巣　13, 36
55, 56, 62, 63, 64, 69,	クローン選択　13, 83	コアクチベーター補充現象
71, 75, 76, 77, 97, 101,	クロニジン　100	89
102, 104	経会陰式生検　28, 53	抗アンドロゲン剤　58, 63,
括約筋の埋め込み術　100	経会陰的テンプレート生検	64, 68, 71, 72, 73, 74,
カテコールアミン　100	43	75, 80, 83, 84, 95, 99,
カバジタキセル　85, 86,	経過観察　14, 33, 51, 53,	101, 104
87, 88, 92, 93, 95	55, 61, 62, 63, 67, 68,	抗エストロゲン剤　83
下部尿路閉塞（BOO）　37	69, 85	抗コリン薬　100
カルシウム　22, 102, 104	形質転換成長因子（TFGα）	抗生剤　42, 43, 49
カルチトリオール　13	97	高分化　13, 17, 42
間欠的ホルモン療法	経直腸的　28, 31, 33, 43,	高密度焦点超音波療法

(HIFU) 51, 62, 69, 99
高リスク　10, 11, 42, 44, 46, 47, 51, 56, 58, 60, 62, 64
腰まわり　102, 103
骨　16, 17, 41, 42, 46, 84, 91, 92, 100, 102
骨関連事象　91, 93, 94, 95, 102
骨吸収　91
骨親和性分子　91
骨スキャン　41, 42, 47, 48, 49, 67, 69
骨折　101, 102, 104
骨粗鬆症　72, 75, 101, 102, 104
骨転移　27, 37, 38, 42, 44, 47, 48, 49, 68, 73, 83, 90, 91, 92, 95
骨盤つば（骨盤上口）　64
骨盤底体操　100
骨ミネラル密度（BMD）　102
^{11}C-choline　44, 46, 47, 49
^{18}F-choline　46, 47
根治的前立腺摘出術　14, 33, 41, 46, 53, 54, 55, 56, 57, 58, 59, 63, 64, 67, 69, 77, 97, 98, 99
コンピュータ断層撮影法（CT）　44, 48

● さ行 ●

最大アンドロゲン遮断療法　71, 74, 75, 77, 101
最低値（ナディアレベル）　68
サイバーナイフ　58, 59
再発　14, 44, 46, 51, 52, 56, 67, 68, 69, 72, 83, 86, 87
再発癌　62
細胞周期　51
細胞障害性Tリンパ球抗原4（CTLA-4）　90
酢酸ゴセレリン　72
酢酸メゲストロール　100
ザクロジュース　24
サバイバーシップ　97, 104
サプリメント　21, 22, 23
サルベージ　56, 67, 68, 69
サルベージ照射　56, 67, 68
サルベージ前立腺摘出術　69
酸化ストレス　13
3次元放射線治療　57
散発性前立腺癌発生　11
ジアテルミー療法（熱透過法）　64
CRPC　83, 84, 85, 86, 87, 88, 89, 90, 91, 92, 93, 94, 95
CT　41, 44, 45, 46, 47, 48, 49, 66, 67, 69
ジエチルスチルベストロール（DES）　75
紫外線暴露　13
磁気共鳴画像診断法（MRI）　44, 48
磁気共鳴分光法　45
自己細胞性免疫療法　90
持続的療法　78, 79
疾患　9, 10, 11, 13, 16, 17, 23, 24, 27, 29, 32, 35, 36, 37, 38, 41, 44, 49, 51, 52, 54, 55, 57, 58, 60, 61, 62, 64, 67, 68, 69, 71, 77, 83, 86, 91, 93, 94, 99, 100, 101, 103, 104
失禁　37
ジヒドロエピアンドロステロン（DHEA）　87
ジヒドロテストステロン（DHT）　12, 71, 87, 89
シピュールセル-T　85, 90, 92, 94
脂肪代謝　103
死亡率　9, 33, 34, 35, 55, 56, 58, 59, 62, 71, 103
ジボテンタン（ZD4054）　85
射精障害　99
手術　33, 37, 46, 53, 54, 55, 56, 57, 61, 63, 64, 67, 68, 69, 75, 85, 97, 98, 99, 100
出血　37, 56, 57, 64
腫瘍―リンパ節―転移（TNM）システム　16
腫瘍内ジヒドロテストステロン（DHT）濃度　71
腫瘍乳房切除術　102
症候性骨転移　91
食事　10, 11, 13, 18, 21, 22, 23, 24, 103
女性化乳房　64, 85, 101
神経温存術　54
神経血管束　45, 54, 57, 98, 99
心血管系合併症　23, 24, 74, 85, 100, 102, 103, 104

進行前立腺癌患者 78	積極的監視 14, 17, 46, 51, 52, 53, 61, 64	タダラフィル 98
人口尿道 100		脱感作（ダウンレギュレーション） 72
人種 10, 18, 35	切除断端陽性 67, 68, 97	
深部静脈血栓症 85	SELECT 21, 22, 23	脱石灰化 91
腎不全 36, 91	セレニウム 22, 23	ダブルピッグテイルステント 64
腎瘻チューブ 64	セレン 21	
スクリーニング 27, 32, 33, 34, 35, 38	潜在性疾患 13	タムスロシン 99
	潜在性前立腺癌 13	タモキフェン 102
スタチン 21	全身倦怠 78, 89, 93, 101	断端陽性 56
STAMPEDE 試験 79	選択的セロトニン再取り込み阻害薬阻害薬（SSRIs） 101	単独療法 60, 61, 63, 74, 75, 77, 99, 101
ステージング 41, 42, 44, 45, 46, 47, 48, 49, 55, 64		遅延ホルモン療法 75, 76, 77
	前立腺炎 28, 30, 37, 41, 44, 48	
ステロイド性抗アンドロゲン剤 74	前立腺癌感受性遺伝子 34	CHAARTED 試験 79
	前立腺癌ワクチン製剤 90	中分化 15, 17, 42
生活の質 54, 61, 78, 83, 88, 95, 97, 99, 101	前立腺特異抗原（PSA） 27, 29, 38, 41, 67, 71	超音波 16, 33, 38, 41, 42, 43, 48, 51, 53, 59, 61, 62, 69, 99
生活様式 21, 22, 24	前立腺肥大症（BPH） 13, 24, 30, 35, 41, 54	
性機能 21, 64, 68, 97, 99, 101		直腸炎 57, 68
	早期前立腺癌 30, 31	直腸出血 37, 100
性機能障害 64, 97, 104	総コレステロール 103	直腸診 27, 28, 29, 30, 33, 34, 35, 36, 41, 49, 52, 53, 67
生検 12, 14, 16, 21, 29, 30, 31, 33, 35, 42, 43, 44, 45, 46, 47, 48, 49, 51, 52, 53, 69	阻害薬 12, 21, 44, 84, 86, 88, 95, 98, 101, 104	
	即時アンドロゲン除去療法 75	直腸瘻孔 63
		地理学的 10, 13
生検自動操作器具 42	ゾレドロン酸 91, 92, 94, 95, 102	治療前ノモグラム 41, 46
生存者の権利（サバイバーシップ） 97, 104		TRUS 41, 42, 43, 44, 59, 63
	● た行 ●	
精嚢浸潤 44, 45, 46, 56, 67, 68	体液貯留 88, 93	TURP 17, 27, 35, 36, 37, 59, 60, 64, 99
	体外照射法 46, 51, 56, 57, 58, 80, 91, 98, 100	
性欲 71, 78, 80, 99, 101, 104		低カリウム血症 88
	体格指数（BMI） 12, 100	低血圧 88
性欲減退 71, 72, 80, 99, 101	大豆 22, 24	低コンプライアンス膀胱 99, 100
	大腸直腸癌 100	
脊髄圧迫 37, 48, 72, 73, 76, 80	タキソイドファミリー 86	T 細胞活性化 90

低分化 15, 17, 21	●は行●	PSA 密度 31, 35, 41, 52
デガレリクス 73, 74	Partin のテーブル 46	PSA レベル 12, 23, 28, 31, 41, 42, 51, 56, 67, 69, 78, 80, 83, 84
テストステロン 12, 68, 71, 72, 73, 74, 78, 80, 87, 89, 92, 103	バイオプシーガン 42, 43	
	倍加時間 67, 68, 69	
デノスマブ 91, 92, 94, 95	25-ハイドロキシビタミン D 102	［PLCO］癌スクリーニング試験 34
デュタステリド 12, 21, 24	ハウスキーピング遺伝子 44	PCA3 44
転移性疾患 27, 37, 46, 48, 58, 62, 69, 71, 74, 75, 76, 77, 78, 79, 80, 85, 86, 87, 88, 89, 90, 91, 92, 95	バウンス 68	BPH 13, 32, 35, 36, 37, 41, 44, 54, 55
	バキュームデバイス 98	
	破骨細胞機能 91	ビカルタミド 63, 64, 85, 101, 102
	波動（サージ） 73	
	パミドロン酸［パミドロネート］ 102	微小管（マイクロチュブル） 86
凍結療法 51, 62, 63, 69, 98		
	パラジウム 103 59	非ステロイド性抗アンドロゲン剤 74, 75, 89
等尺性運動 102, 104	⁶⁸Ga-PSMA 46	
ドセタキセル 79, 80, 85, 86, 87, 88, 89, 90, 91, 92, 93, 95	P450 17 ハイドロキシラーゼ/17、20-リアーゼ（CYP17） 86, 87	ビスホスホネート製剤 91, 94, 95, 102
		ビタミン D 13, 22, 102, 104,
トリグリセライド 102, 103	BRCA 遺伝子 11, 12	ビタミン E 21, 22
TROPIC 試験 86, 88	PET/CT 44, 46, 47, 49, 69	ヒトモノクロナール抗体 90, 91, 94, 95
●な行●	PSA 9, 12, 16, 24, 27, 28, 29, 30, 31, 32, 33, 34, 35, 36, 38, 41, 42, 46, 47, 48, 49, 52, 53, 54, 55, 56, 59, 60, 67, 68, 69, 71, 73, 75, 77, 78, 79, 80, 83, 85, 86, 90, 93, 94	
内臓転移 83		腓腹神経グラフト 97, 98
ナディアレベル 68, 69		PIVOT 試験 33, 56
乳房痛 101		被膜外浸潤 16, 44, 45, 46, 49, 56, 67
乳輪周囲切開 102		
尿意切迫感 36, 100		肥満 10, 12, 13, 18, 21, 23, 24
尿管閉塞 37, 64, 76		
尿失禁 36, 37, 54, 55, 56, 62, 64, 99, 100		病的骨折 37, 38, 76, 80
	PSA 関連マーカー 31	病理学的 16, 41, 46, 55, 56, 68, 77
尿道狭窄 100	PSA 値 29, 30, 31, 35, 42, 46, 47, 49, 61, 62, 68, 78, 95	
年齢階層別カットオフ値 31, 32		貧血 37, 101
		頻度 9, 10, 12, 14, 21, 24, 32, 34, 63, 69, 75, 76, 86, 89, 93, 98
ノコギリヤシ 22	PSA テスト 18, 33, 41, 71	
ノルエピネフリン（ノルアドレナリン） 100	PSA 倍加時間 68, 69	
	PSA 変化率 31, 53	不安定膀胱 100

フィナステリド　12, 21, 24	78, 80, 89, 93, 100, 101	46, 47, 48, 91, 94
腹圧性尿失禁　54, 99	骨の代謝回転　91	RARP　56
副甲状腺（上皮上体）ホル	ポリフェノール　22	リガンド非依存性活性化　83
モンアッセイ　102	ホルモン療法　51, 56, 58,	リコペン　21, 22, 24
副腎性アンドロゲン　73,	63, 64, 68, 69, 74, 75,	リコンビナント牛痘ベク
75, 84	76, 77, 78, 83, 85, 100,	ター　90
ブセレリン　72	101	リスク因子　10, 11, 18,
フレア現象　72, 73, 78	● ま行 ●	33, 35, 67, 100, 102,
プレドニゾン　86, 88, 93	慢性尿閉　37, 64	103, 104
プロゲスチン　100	密封小線源療法　46, 51,	リュープロレリン　72, 74
プロスタシントスキャン	55, 58, 59, 60, 61, 64,	良性前立腺肥大症　54
67, 69	98, 100	両側精巣摘出術 71, 99, 104
プロステーシス　98	ミトキサントロン　86, 87,	両側被膜下精巣摘出術　71
プロストバック－VF　90	88, 92, 93	臨床的前立腺癌　10
プロラリス　44, 51	無治療観察試験（PIVOT）56	リンパ節転移　16, 17, 37,
米国予防医療サービス対策	メタボリックシンドローム	44, 45, 46, 47, 48, 56,
委員会（USPSTF）　34	73, 80, 102	64, 67, 68, 75, 77
ヘモグロビン　101	免疫療法　90, 94, 95	リンパ浮腫　37
変形性骨関節症　42	● や行 ●	レスベラトロール　22
膀胱潰瘍　100	有痛性骨転移　91	REDUCE 試験　21
膀胱頸部硬化症　68, 73	遊離：総 PSA のカットオフ値	瘻孔形成　62
膀胱タンポナーデ　64	32	● わ行 ●
膀胱出口部閉塞 37, 59, 99	陽電子放射断層撮影（PET）	ワーファリン　85
放射線療法　46, 55, 56,	46	
57, 58, 62, 63, 64, 67,	陽電子放射断層撮影	
68, 69, 75, 77, 78, 85,	（PET）/CT スキャン　41,	
91, 100	49, 67	
飽和脂肪　13, 22, 23	ヨード 125　59	
ホスホジエステラーゼタイ	予後　12, 13, 15, 18, 24,	
プ 5（PDE5）阻害薬　98,	41, 44, 46, 49, 51, 52	
104	予防　13, 21, 23, 24, 29,	
勃起不全　54, 55, 56, 57,	34, 43, 52, 101, 102	
71, 77, 78, 80, 97, 98,	● ら行 ●	
99, 101, 104	ライフスタイル　9, 24,	
ホットスポット　42	100, 103, 104	
ホットフラッシュ　71, 72,	ラジオアイソトープ　42,	

訳者あとがき

　このハンドブックシリーズは、「―私達（製作者）の希望はこのシリーズ本があなた（医師）の臨床を改善し、さらにはあなた（主治医）の患者の健康を改善することである―」をコンセプトに掲げている。

　本書を読破した暁には、翌日からのあなた（医療者）の日常診療に変化をもたらすこと間違いないと思われる。最終章には、患者の生存者の権利と合併症管理について詳述しているが、今後、患者の自己決定権と人権意識の高まりとともに快適な療養生活を求める声が大きくなってくるであろう。その要望に応えるためには、治療に伴う合併症や副作用など有害事象に対して十分な対策を講じなければならない。その点で、医療関係者一同への期待は大きく、責任は重い。

　本文中、「転移性」の用語が頻繁に登場するが、この場合、前立腺癌原発で他臓器（骨、リンパ節など）に転移したものを一括して表現している。すなわち、「原発した部位から遠隔の場所へ移って新しい腫瘍を作る」という本来の定義ではなく、「転移を有する前立腺癌」の意味と訳者は理解している。

　さらに、英語と日本語の言語体系や表現法の違いは如何ともし難く、原文の趣旨を逸脱しない範囲で意訳と注釈（＊印）を行ったが、この試みが読者の理解に少しでも役立てれば幸いである。また、すでに日本語化し、日常的に使われている用語についてはカタカナ表示とした。

　なお、翻訳作業に際し、参考にした主な資料は次の通りである。

1) 前立腺癌取扱い規約（第4版）、泌尿器科学会・日本病理学会・日本医学放射線学会編
2) 前立腺癌診療ガイドライン（2012年度版）、日本泌尿器科学会編
3) 前立腺がん検診ガイドライン（2010年度増補版）、日本泌尿器科学会編
4) 泌尿器科用語集（改訂第4版）、日本泌尿器科学会編
5) 医学用語辞典（第3版）、日本医学会編
6) 今日の治療薬2016、南江堂発行
7) 医学大辞典（第2版）、医学書院発行

　最後に、本書の企画、製作に貴重な助言を頂いた医学図書出版株式会社の菅野昭博、中村昌哉、斉藤昌彦の諸氏に感謝申し上げる。また、資料整理、原稿の清書、校正作業など、訳者の勤務先病院の医局秘書小松由佳さんには大変お世話になった。心よりお礼を申し上げる。

　追記：奇しくも本書発行直前に第43回尿路悪性腫瘍研究会が開催され、テーマ「泌

尿器癌サバイバーシップ―病との共生に向けた医療」について討議された。担癌患者のサバイバーシップを支援するために私たちに何ができるかを考える良い機会であった。

　なお、保険外診療にもかかわらず本邦で普及しつつある粒子線療法（陽子線と重粒子線による）については原書には一切記載がない。その特性、適応、治療成績など、専門書を参考にされたい。

2016年9月吉日

大阪医科大学名誉教授
勝 岡 洋 治

訳者略歴

勝岡　洋治（かつおか　ようじ）

昭和45年3月	慶應義塾大学医学部卒業
昭和45年4月	慶應義塾大学泌尿器科助手
昭和51年7月	東海大学泌尿器科助手
昭和53年6月	米国チューレン大学（泌尿器科学及び薬理学教室）留学
昭和58年4月	東海大学講師
昭和61年4月	東海大学助教授
平成2年5月	米国ハーバード大学（血液学教室・分子生物学研究室）留学
平成8年4月	大阪医科大学教授
平成23年4月	社会医療法人暘生会脳神経外科病院名誉院長
平成25年3月	一般財団法人ポートアイランド病院院長

主な著書：前立腺疾患の臨床（医典社）、泌尿器悪性腫瘍管理マニュアル（医典社）、副腎・性腺疾患の臨床（東海大学出版会）、改定泌尿器悪性腫瘍治療ハンドブック（新興医学出版）、泌尿器腫瘍の画像診断―質的診断から病期診断まで―（金芳堂）、前立腺肥大症の臨床［訳］（医学図書出版）、前立腺特異抗原（PSA）［訳］（医学図書出版）、スタディメイト泌尿器科学（金芳堂）、泌尿器科診療ガイド（金芳堂）、前立腺がん検診力―PSA検査で早期発見を（阿吽社）、前立腺肥大症―日常診療マニュアル改訂第3版［訳］（医学図書出版）、他多数

前立腺癌 診療マニュアル　　定価（本体**4,000**円＋税）

2016年 9月30日　第1版発行

検印省略	©2016

訳　者　　勝岡　洋治
発行者　　鈴木　文治
発行所　　医学図書出版株式会社
　　　　　〒113-0033　東京都文京区本郷2-29-8　大田ビル
　　　　　電話　03（3811）8210（代）
　　　　　FAX　03（3811）8236
　　　　　郵便振替口座　東京 00130-6-132204
　　　　　http://www.igakutosho.co.jp

ISBN978-4-86517-184-6

・JCOPY ＜(社)出版者著作権管理機構 委託出版物＞
本書の無断複写は著作権法上での例外を除き禁じられています。複写される場合は、そのつど事前に(社)出版者著作権管理機構（電話 03-3513-6969, FAX 03-3513-6979, e-mail：info@jcopy.or.jp）の許諾を得てください。